生 生 文 库

生命　生机　生活

治愈你自己

［美］迪帕克·乔普拉（Deepak Chopra）
［美］鲁道夫·E. 坦齐（Rudolph E. Tanzi）　/ 著

赵晓鹏 / 译

海南出版社
·海口·

The Healing Self: A Revolutionary New Plan to Supercharge Your Immune System and Stay Well for Life
This translation published by arrangement with Harmony Books, an imprint of the Crown Publishing Group, a division of Penguin Random House LLC.

版权合同登记号：图字：30-2021-088 号
图书在版编目（CIP）数据

治愈你自己 /（美）迪帕克·乔普拉
(Deepak Chopra)，（美）鲁道夫·E. 坦齐
(Rudolph E. Tanzi) 著；赵晓鹏译. -- 海口：海南出
版社，2022.6
书名原文：The Healing Self: A Revolutionary
New Plan to Supercharge Your Immune System and
Stay Well for Life
ISBN 978-7-5730-0498-7

Ⅰ.①治… Ⅱ.①迪…②鲁…③赵… Ⅲ.①免疫性
疾病 - 普及读物 Ⅳ.① R593-49

中国版本图书馆 CIP 数据核字 (2022) 第 070906 号

治愈你自己
ZHIYU NI ZIJI

作　　者：［美］迪帕克·乔普拉（Deepak Chopra）
　　　　　［美］鲁道夫·E. 坦齐（Rudolph E. Tanzi）
译　　者：赵晓鹏
出 品 人：王景霞
责任编辑：张　雪
执行编辑：高婷婷
责任印制：杨　程
印刷装订：北京兰星球彩色印刷有限公司
读者服务：唐雪飞
出版发行：海南出版社
总社地址：海口市金盘开发区建设三横路 2 号 邮编：570216
北京地址：北京市朝阳区黄厂路 3 号院 7 号楼 102 室
电　　话：0898-66812392　010-87336670
电子邮箱：hnbook@263.net
经　　销：全国新华书店经销
出版日期：2022 年 6 月第 1 版　2022 年 6 月第 1 次印刷
开　　本：880 mm×1230 mm　1/32
印　　张：10.5
字　　数：242 千
书　　号：ISBN 978-7-5730-0498-7
定　　价：58.00 元

致每一位自我疗愈者

一个改善你的免疫力并且让你终生保持生命活力的革命性新方案

健康现状

——虽诸多隐忧，但前途光明

2017 年 7 月底，一个惊人的医学消息在电视和互联网上流传开来。然而，当时人们却没有意识到自己看到的仅仅是"冰山一角"。因为能够引起人们关注的影响健康的潜在风险因素太多了，比如每周工作超过 55 个小时，孕妇碘摄入量不足。

这些可能是大多数人不屑一顾的老生常谈，但是有件事却与众不同。二十四位致力于研究阿尔茨海默病——世界上对健康威胁最大的疾病——的专家受邀评估预防各种痴呆症（包括阿尔茨海默病）的最大可能性。他们的结论发表在著名的英国医学杂志《柳叶刀》上，认为三分之一的痴呆症病例可以预防。因为目前还没有研制出有效治疗或预防痴呆症的药物，所以说这是个相当惊人的消息。

那么预防痴呆症的关键是什么呢？就是改变生活方式，而且是在生活的每个阶段都要改变。为此，专家们列举了九个降低患痴呆症风险的因素：接受教育（15 岁之前待在学校接受教育）；降低患高血压、肥胖和糖尿病的可能性；防治中年失聪；戒烟；进行体育锻炼；晚年生活避免抑郁，尽可能参与社会活动。

以上九个特定因素中有一项非常让人吃惊——15 岁之前待在学校接受教育。这究竟是什么情况呢？我们在青少年时期做的事情能够降低罹患阿尔茨海默病的风险吗？防治中年失聪与降低罹患痴呆症风险的联系也让人摸不着头脑。不过现在有了新的发现，如果我们看得足够仔细的话，就会发现这则新闻报道预示着一种医学趋势，有望带来一场重大革命。

不仅是痴呆症，同时研究人员在全方位地大幅缩短相关疾病的发病时间，如高血压、心脏病、癌症、糖尿病，甚至是抑郁症和精神分裂症。当我们冬季患感冒的时候，我们会注意到感冒症状，并意识到可能几天前就已经接触到感冒病毒。感冒的潜伏期很短而且不易被人察觉，只有出现了症状才能被发觉。但生活方式的紊乱跟感冒不一样，它的潜伏期是看不见的而且时间也很长——长达几年甚至数十年。这个简单的事实在医学思维中变得越来越关键。目前来看，它可能比任何其他因素都更能说明什么人会生病和什么人能够保持健康。

医生们不是在症状出现时才会去关注生活方式的紊乱，也不是在高风险出现时才去建议采取预防措施，而是在二三十年前就开始探讨健康的生活方式了。现在出现了一种新的疾病观，给我们带来了一些利好消息。如果我们从孩提时代就开始注重保持健康的生活方式，那么中年后许多威胁健康的因素都能被规避。秘诀就是在任何威胁迹象出现之前我们就要有所行动。

这就是人们所熟知的"增量医学"——关于痴呆症消息的冰山一角。我们以"教育"这一看似奇怪的发现为例。专家认为，全世界范围内，如果人们在 15 岁之前一直待在学校接受教育，那么将来患痴呆症的人数可能会减少 8%，这是九个特定因素中能最大限度减少痴呆症的一个因素，其中的原因说来话长。我们所受教育程度越高，大脑储存的信息就越多，就越能更好地获取知识。一些精神科学家将这种从儿童时期就开始的信息积累行为称作"认知储备"，它增强了神经元之间的连接和路径，从而对大脑起到了促进作用。当我们有这种能力时，与阿尔茨海默病或其他痴呆症相关的记忆丧失症状会被抵消。因为，当神经元之间的某些连接变得虚弱或是患病的时候，大脑会有额外的路径可走。

随着医学逻辑的发展，其漫长的轨迹也在改变着每个人的思维，因为它们即便没有广泛存在，但在许多疾病中依旧有所体现。忽然之间，这已经不再是诸如戒烟、减肥、健身、缓解压力之类互相孤立的因素了。这其实是一种持续不断的生活方式，在这种生活方式中，自我关怀每天都在各方面发挥着重要作用。当然戒烟、减肥和健身仍然有其好处，但并不等于能降低罹患 A 或 B 型病症的风险，最终只有整体性的方法才能奏效。当人们充分了解这一事实后，预防措施就不会一成不变了。但是要想了解将会发生多大的根本性变化，我们必须后退一步并且审视医疗保健的现状，因为威胁越来越有压倒希望的趋势。

免疫力危机

现代医学每天的头条新闻太多，而且泥沙俱下，使得人们几乎弄不明白什么才是重要的信息。有时候似乎活着对我们的健康都是一种威胁，所以让我们把事情讲得简单些。当今人类健康面临的最大危机来自大多数人觉得理所当然的事情——我们有免疫力，这就是健康与疾病冲突的症结所在。免疫在医学上的定义是身体对侵入性威胁（也就是病原体）的防御。一般来说，这些病原体以微生物的形式聚集在一起，它们是细菌和病毒的宿主，它们存在的目的不是让我们生病，而是优化它们自己的DNA。作为一个生物圈，地球是DNA进化的广阔舞台，虽然我们认为人类是独特的个体，但是我们的DNA只是数百万基因库中的一分子而已。

免疫力使我们的基因在面临生存威胁时能够保持领先，迄今为止，它已经取得了辉煌的成绩。尽管疾病史上的灾难性事件，如古代的天花、中世纪的鼠疫和现代的艾滋病，像海啸一样淹没了我们的DNA，但我们的免疫系统从未受到威胁。不仅天花、鼠疫和艾滋病没有把人类这个物种消灭掉，而且其他病原体也没能将人类消灭，这是因为以下三个因素拯救了我们：

1. 这些疾病的传染性并没有强到能传染给地球上的每个人。要么细菌无法在户外生存，要么人们彼此之间的距离太远，以至于细菌在传播的过程中就一命呜呼了。

2. 我们的免疫系统能够通过一种被称为超突变的过程，非常迅速地改善新的基因反应。这是一种在未知病原体进入人体后立即与之做斗争的策略。

3. 当人体的免疫系统无法独立对抗疾病时，现代医学会通过药物和外科治疗来拯救我们的身体。

这三个强大的原动力对我们保持身体健康是很有必要的，不过它们可能已经达到了一个临界点，数以百万计的DNA菌株之间的全球化竞争已经升温到令人担忧的程度。无论我们生活在世界的哪个角落，都不能再把免疫力视为理所当然的事情，我们不堪重负的疾病防御体系正在逐步走向崩溃。这是因为一系列问题——无论是来自寨卡病毒还是禽流感，实际上已经超出了暴发新流行病的骇人程度。

为什么临界点越来越近

· 旅行大大缩短了人与人之间的距离，使新病原体的传播和寻找宿主变得更加容易和快捷。

· 病毒和细菌的变异比以往任何时候都要快，因为作为宿主的人类以前所未有的人口增长率不断繁殖。

· 新药的开发速度不可能像具有潜在危险的 DNA 菌株变异那样快，这样菌株会在细菌和病毒的微观水平上发生突变。

· 随着威胁的不断加剧，医疗系统承受着收入不平等、高昂的费用支出、巨大的科学复杂性等沉重负担。

· 疾病预防已经存在 50 年之久，但却未能根除长期存在的心脏病、高血压、2 型糖尿病，广泛存在的抑郁和焦虑，以及最新流行的肥胖症。

· 老龄化人口面临更高的癌症发病率和痴呆症的威胁，主要诱因是阿尔茨海默病。

· 老年人有更高的期望值，希望在 65 岁甚至 85 岁以后仍然保持健康和活力。

· 逐渐形成的药物依赖文化已经造成了一系列问题，包括阿片类药物成瘾，甚至使我们忽略了严重的问题。据统计，平均年龄在 70 岁的老人会服用 7 种处方药。

- 像 MRSA（耐甲氧西林金黄色葡萄球菌）这样的新型"超级细菌"正领先于抗生素和抗病毒药物。

这个清单太长而且内容惊人，让人不容忽视。我们的健康和它上面的每一条都息息相关，如果这个世界已经快到临界点了，当务之急是让自己不去超越这个临界点。

秘诀就是扩展免疫的定义，然后有目的地选择丰富的配置，以增强自身免疫力。人们一般会这样认为，当我们具有了一种新的抗冬季流感病毒的抗体时，我们的免疫力就会增强，如果我们吃了消炎食物时免疫力就不会增强。然而，现在人们已经认识到，几乎没有明显症状的低级别的慢性炎症与越来越多的疾病有关，包括心脏病和癌症。在扩展的定义中，对抗炎症对全面免疫来说是至关重要的。

全面免疫和自我疗愈

全面免疫是衡量整体健康的指标。我们的另一本书《超级基因》中提出了一个关键点——DNA 是一种动态的、不断变化的、对一个人一生经历有完整体现的东西。如果 DNA 被冻结、锁定，或者一成不变，那么增强自身的免疫力将是我们一厢情愿的想法。几十年来，这种观点一直占据着主导地位。一个新的时代随着 DNA 通过一个模型释放出来而开始了，这个模型显示了我们的基因活动是如何完全受我们周围世界影响的。全球 DNA 菌株之间的竞争突然加剧起来。

我们认为，要实现全面免疫需要更多支持。那么思想对健康的影响呢？行为、习惯和家庭的贡献呢？为什么细菌要比其他常见的致病因素更重要？例如癌症，它几乎与入侵的微生物无关。要想包罗万象，就必须打破身体和心灵之间的界限，这需要丰富的想象力。因此，我们引入了一个新的术语——自我疗愈，它完美地解释了身体和心灵作为整体的真正意义。身体和心灵，每天都在维持我们健康的两个角色，长期以来一直是分开的。第一个角色是负责治疗的，第二个角色是被治疗的。这两个角色目前由一个外部治疗师和依赖他或她的病人扮演。外部治疗师并不一定就是指医生，重点词是"外部"，这就把治疗的重任推到了他人身上。

就我们的身体而言，角色分离是不现实的。免疫力是以自我为中心的。医生的职责不是每天增强你的免疫反应。大多数情况下，只有当症状出现的时候，医疗保健才会起作用，而这时免疫反应却已经失效了。从更广泛的角度来看，当整个治疗崩溃的时候，免疫力却是最早受到冲击的对象。在 DNA 的全球竞争中，医学所能做的和身体所需要的总是不匹配。

医患合作关系不是为了满足竞争和获胜而存在的，但是自我疗愈，通过融合治疗者和治愈者，可以消除迫在眉睫的威胁。（重要提示：我们当然不建议你在必要时忽视或避开医嘱。）如果我们能积极主动地增强自己的免疫力，那么整个情况就会有所不同。回顾一下前面提到的威胁身体健康的那些因素，一旦我们了解采用自我疗愈意味着什么，我们就会马上采取一些必要的措施。

自我疗愈的好处

· 它是无创性的，而且不依赖外部治疗。
· 它保持自然平衡而且通过选择生活方式来增强自身的免疫系统。

· 生活方式的选择可以预防多种癌症，并有望预防阿尔茨海默
病，甚至逆转痴呆症状。

· 成功的衰老意味着健康且长寿。

· 药物依赖将被推迟，因为在症状出现之前疾病就已经开始被疗
愈了。绝大多数药物都是在发病后期使用的，如果我们行动足
够快，就可能不用到开药的阶段。几乎每一种疾病都是如此，
包括心脏病和癌症，这些疾病是最需要药物治疗的。

这些都是通过扮演治疗者和治愈者的双重角色而产生的实际结
果。只有提高你的意识才会使这一切成为可能，因为你无法改变自己
未知的东西。大多数人都意识不到自我疗愈这个关键点，让我们来看
看自我疗愈是如何适用于免疫力的。

所有生物都需要抵御外界对其 DNA 的威胁。现代医学认识到免
疫分为两种：被动免疫和主动免疫。被动免疫顾名思义，是我们无法
控制的，是基于基因的。我们在母亲子宫里时遗传了她的抗体，出生
以后，我们通过母乳获得其他抗体。①

另一种免疫被称为主动免疫，直接在"前线"对抗疾病有机体
（即病原体）。所有达到一定水平的生物都有先天的免疫防御系统，包
括植物、真菌和多细胞动物。先天免疫系统非常普遍，它可以在检测
到病原体入侵宿主时释放化学物质进行反击，包括人类在内的高等动
物的主动免疫已经进化得远远超过这个阶段。我们有特殊的免疫细胞

———————————

① 医学上也有通过输血，甚至转移他人 T 细胞来传递他人抗体的方法，但这些方法很少使
用，而且风险很大。

（比如说 T 细胞和 B 细胞），这些免疫细胞已经进化到具有神乎其神的能力来应对入侵者。

每天无数次的免疫反应从成千上万的疑似细菌中识别出一种细菌，并迅速采取"化学行动"，使入侵者丧失活力。特定的白细胞吞噬了入侵者的残骸，这些白细胞很快就会从我们的身体中排出，但是要注意这个过程的顺序不要出错，出错的话会导致过敏，这是由于免疫系统会把无害物质（如花粉、猫毛、粉尘等）误认为是"敌人"而引起的一种全面的化学反应，这种反应通常是有害的。这种免疫反应通常是由于细菌随物质进入人体造成的，甚至连花粉上也有微生物群。在其他情况下，免疫系统可能会被激活来攻击身体中的特定蛋白质，从而导致类风湿关节炎或红斑狼疮等自身免疫性疾病。

要想活下去，我们就要把发生这些错误的概率降到最低。因此，祖先把成功战胜的每一种疾病都储存为抗体遗传给我们，当我们抵御一种新的疾病的时候，比如一种新的流感病毒时，我们就把这种新流感加入了这个巨大的"遗传库"。尽管早在 1921 年英国免疫学家亚历山大·格伦尼就发现了主动免疫的功能，但其确切机制过了几十年才被人们理解。从生物学上讲，情况极其复杂，但至少有一种可以借外部力量增强主动免疫的方法——接种疫苗，这种方法已有两个多世纪的历史了。

正如我们在学校学到的那样，18 世纪末，英国乡村医生爱德华·詹纳在观察到挤奶女工普遍对天花免疫后（当时天花已经成为流行病），发明了第一种疫苗，因此他被称为"免疫学之父"。法国哲学家伏尔泰估计，将近 60% 的人感染了天花，20% 的人死于天花。詹纳的想法是，从一位患了较轻牛痘疾病的挤奶女工身上提取牛痘脓包中的物质，注射到天花病人体内，以传递与挤奶女工相同的免疫力。

虽然一些地区关于疫苗接种仍然存在争议，但詹纳的发现表明，主动免疫是可以增强的。我们不必花几万年或几十万年的时间去等待通过进化来增强免疫力。有关饮食、运动、良好睡眠和保持标准体重的建议都有利于人体的免疫情况。这些建议出现在哈佛医学院的健康网站（www.health.harvard.edu）上，还有两个防止感染的附加建议：记得勤洗手和彻底把肉食做熟。

然而，关于增强免疫反应的问题本身，哈佛医学院的健康网站却持怀疑态度："商店货架上的许多产品都声称能增强或有益于免疫力。但实际上，增强免疫力的概念在科学层面上没有什么意义。事实上，增加体内细胞（免疫细胞或其他细胞）的数量并不一定是件好事。例如，运动员如果使用血液兴奋剂（即将血液注射到自己体内，以增加血细胞的数量并提高其表现力），就会有脑卒中的风险。"

哈佛医学院的健康网站还表示："但这并不意味着生活方式对免疫系统的影响不值得深思或者不值得研究。研究人员正在探索饮食、运动、年龄、心理压力和其他因素对动物和人类免疫系统的影响。同时，健康的生活方式是让我们的免疫系统占上风的好方法。"

网站持这种怀疑态度的原因，一方面是因为免疫系统中有很多种细胞发挥着相当多的作用，另一方面是来自身心联系的有力证据。从悲伤到沮丧的各种心理状态降低了人们的免疫力，使人们更容易生病。这种免疫力的下降在显微镜下是看不到的，它不会在特定细胞中表现为生理变化。很多研究没有直接将压力与免疫系统的生理变化联系起来，但是巨大压力和生病之间的联系已经被充分证明，而且没有人对此表示怀疑。如果我们将免疫力的定义扩展到所有能让我们保持健康的事物上，那么就有更多的证据表明，当一个人贫穷、抑郁、孤独或生活在没有社会支持的环境中时，不健康的生活方式将成为患高血压和心脏病等疾病的最大威胁。

这些发现都指向同一个方向。免疫可以转化为全面免疫，但不能把我们的注意力只局限于身体这单方面的免疫系统，必须对心理也给予同样的重视，这就是为什么"自我"是自我疗愈的关键词。

自我疗愈的奥秘

"自我"听起来像是某种心理上的东西，是我们所拥有的一个无形的实体，与自己的身体无关。如果我们患了卵巢囊肿或高血压，那么这些都是身体上的问题，而不是"自我"的问题。真的是这样吗？事实上，我们今天对自己的看法会对明天的身体产生很大的影响。想象一下有两个陌生人来敲我们的门，二者各有令人吃惊的提议。

第一个陌生人说："我是医学博士，我在做关于衰老的进阶研究工作。我的人生目标是找到一种能够改变导致基因衰老的药丸。我想我已经找到了一个很有希望的配方，我们需要找些试验对象来测试它的效果。"

他举起一个装有蓝色小药丸的瓶子。

他说："我们从今天开始试药，我希望你能自愿加入这个实验。这是一个双盲实验。有一半的受试者会得到一个仿制药丸，也就是一个安慰剂。未来的六个月内，你将每天吃两次这种药。想想这意味着什么？意味着你可以逆转衰老。当我们能找到改变一切的基因钥匙时，我们为什么还必须要接受'衰老是不可避免'的说法呢？"

他的兴奋让你印象深刻，但第二个陌生人却带着淡淡的微笑。你问她是不是来做同一个药物实验的。

"不，但我是来教你如何逆转年龄的，"她说，"我的方法不涉及药物或安慰剂。你的年龄将在五天左右开始逆转，一周后，你就会发现很多其他有益的变化。我的实验很短，但很有效。"她指着第一个陌生人说，"他的药可能有严重的副作用。如果他的药物实验得到满意的结果，那么FDA[①]将不得不批准该药，批准过程将会花费数亿美元，而且需要数年才能完成。"她脸上挂着淡淡的笑意，"当然了，选择权在你手上。"

那么我们该选择哪一个？虽然这是我们设想的情况，但事实上它是真实的。制药公司一直在测试抗衰老药物，是要改变我们的DNA。正如哈佛大学心理学家埃伦·兰格教授所说，可能会有一些突破，从而对人类的衰老产生巨大的影响。长期以来，人们认为衰老是"通向丧失能力的单行道"，兰格自己也做过很多著名的实验。兰格很有可能成为我们家门口的第二个陌生人。兰格教授在没有使用药物的情况下，有逆转衰老迹象和延长寿命的记录。事实上，她完全绕过身体直接进入大脑。

兰格最著名的实验如下。1981年，有8名七十多岁的男子参与了实验，他们健康状况良好，但有衰老的迹象，一行人乘坐大巴前往新罕布什尔州的一座修道院遗址。当他们进入修道院时，发现自己沉浸

---

① FDA，即 Food and Drug Administration，美国食品及药物管理局。

在 1959 年的情景里，听着佩里·科莫 ① 的低吟，穿着符合那个年代风格的衣服，看黑白电视，读报纸——报纸上满是卡斯特罗接管古巴的故事和苏联领导人尼基塔·赫鲁晓夫的敌对态度。他们还观看了一部 1959 年上映的电影——奥托·普雷明格的《桃色血案》，并听了主要关于已逝人物如米基·曼特尔和弗洛伊德·帕特森 ② 的体育演讲。作为实验对照，另一组 8 名男子过着正常的日常生活，但要求他们回忆过去。

时间胶囊环境组，也就是第一组，被告知一些非同寻常的事情——他们要完全按照 1959 年的行为方式去生活，而且他们都已经年轻了 20 岁。根据任何合理的医疗标准，假装时间旅行的结果应该是无效的。但兰格早前曾在耶鲁大学对养老院的老年人进行过研究，她发现衰老的迹象，特别是记忆丧失，是可以通过最简单的积极强化来逆转。给某人一个记忆的激励，比如按照他们的考试成绩进行小奖励，就能够让其他人认为是不可逆转的记忆重新出现。

连兰格也没料到她的沉浸式实验得到了戏剧性的结果。在进入时间胶囊环境之前，研究人员对这些男性进行了各种老化指标的测试，如握力、灵巧度以及他们的听觉和视觉能力。五天实验结束的时候，沉浸在年轻世界中的这些人展现出了更年轻的姿态。他们还改进了测量方法，包括视力的提高，这更是一个惊人的发现。根据外来评委的评估，他们看起来更年轻了。这些结果明显好于对照组，他们也通过

① 佩里·科莫（Perry Como），美国歌手、电视明星。

② 米基·曼特尔（Mickey Mantle）是美国著名棒球运动员；弗洛伊德·帕特森（Floyd Patterson）是拳击史上最年轻的世界重量级拳王。

回忆过去在相同的身体和精神领域表现出了改善——时间胶囊组智力测试中高分获得者为 63%，而对照组仅有 44%。

"重要的是实际发生的事情，"兰格解释道，"转变自己态度的人也改变了自己的身体。"36 年前，兰格教授或多或少是凭直觉行事的。2017 年，我们进行了一项研究，证明多变的经历是如何改变基因表达，并训练大脑继续发展新途径的，就像我们在学习新事物或改变我们的观点时所做的那样（更多关于这些突破的内容，见后面章节）。

（2010 年，BBC 即英国广播公司制作了一部名为《年轻人》的电视连续剧，其中六位上了年纪的名人一起生活在 1975 年的情景中，就像兰格 29 年前的实验一样。参与者在我们眼前似乎变得更年轻了，一位几乎无法弯腰穿鞋的名人在舞池里发现自己的身体重新变得柔软起来。总的来说，从姿势到面部表情，每个人都逐渐变得年轻起来。）

衰老的逆转与疗愈密切相关，二者长期以来都被认为完全是生理方面的，并且都局限在独立于大脑之外的身体过程。兰格是最早推翻这些假设的人之一。人们很容易迷失在为什么假装生活在过去会如此迅速地改变一个人的魅力这一神秘之中。但最重要的线索是这些变化是整体性的。医生接受的训练是一次只能处理一个器官、一个组织甚至一个细胞。通过"假装生活"可以同时改善这么多的功能，这在医学上来讲是没有道理的。兰格的研究结果把安慰剂效应抛到了九霄云外，因为安慰剂效应取决于"愚弄"一个病人，让他相信正在服用一种有效的药物，然而实际上他所服用的只是一种假药。

在时间旅行实验中，人们既没有做出任何承诺，也没有期望得到什么。唯一涉及的医学是一种新体验，这足以困惑当时所有的医学假设。

在兰格早期的一个实验中，她来到一个养老院，再次将她的实验对象分成两组。他们都得到了一些室内植物。其中一组被告知要负责保持植物存活，并且可以在固定的日程安排中有所选择。另一组则被告知，由工作人员照料这些植物，但他们在固定的日程安排中没有任何选择。18 个月后，第一组受试者的植物存活率是第二组受试者的两倍。

当这些实验进行时，整个医学界都应该有"啊哈"的经历。几十年后，利用新经验作为延缓衰老和治愈痛苦的手段变得更加可行。养老院的居民可以照顾宠物。阿尔茨海默病患者在听音乐时病情明显有所改善。事实上，鲁迪和他的同事们制作了一个名为星火记忆电台的应用程序，为阿尔茨海默病患者提供音乐治疗。首先，作为护理者的家庭成员输入患者的出生日期以及与他音乐品位相关的信息。然后，这个应用程序就会播放患者在 13 岁到 25 岁之间听过的歌曲，因为这是人们余生在情感上与之联系的音乐。

用户的电子邮件如潮水般涌向鲁迪的团队，描述了早期阿尔茨海默病患者如何变得平静和不那么激动，以及晚期植物人患者如何突然"醒来"。一个家庭讲述了他们饱受折磨的父亲的故事：他们的父亲处于疾病晚期，已经几个月没有说过话了。他听了五首年轻时听过的歌后，突然坐在床上开始讲一个关于一辆红色小货车和他第一个女朋友的故事，还讲了大量的"细节"，虽然一家人尴尬得满脸通红，但看到父亲又一次如此高兴、如此有活力地讲话，他们都很激动。你还可以在 YouTube 上找到有关帕金森病患者的类似视频，他们在没有护士帮扶的情况下几乎无法行走，听了音乐之后自己却突然找到了平衡，甚至在音乐播放时跳起了舞。这就是音乐的治愈力，或者更准确地说，是我们对愉悦记忆的反应所产生的治愈力。

简而言之，我们正进入一个健康和疗愈的黄金时代，很大程度上取决于每个人如何使用最常见但却最强大的工具：日常经验、简单生活方式的选择和增强意识的技巧。这个概念其实由来已久，中世纪的印度哲学家商羯罗说过，人们之所以变老和死亡是因为他们看到别人变老和死亡。

身心

30 年前医生们对身心联系持怀疑态度，这引起了公众的质疑，因为心灵与心脏或流感病毒不同，它是无形的和非物质的。今天，从近几十年人们对大脑如何与身体中每一个细胞沟通的研究来看，试图找到一个不受大脑影响的身体过程已经成为真正的挑战。曾经是"心灵之王"的大脑已经被废黜。现在是"心灵"在我们的身体里发挥作用，心脏或肝细胞不会用语言和句子来思考，但它们一直在发送和接收复杂的化学信息。血液和中枢神经系统一起组成了一条交通繁忙的信息高速公路，因为 50 万亿个细胞都在努力实现一个共同的目标：保持存活、健康和活力。下面是信息高速公路的实际道路情况。

对于今天或几十年前的医科学生来说，图中的器官是他们学医过程中所熟悉的东西。但在将来，添加的文本将成为标准。一个受过教育的医生需要知道所有关于"信息高速公路"的知识，这些"信息"

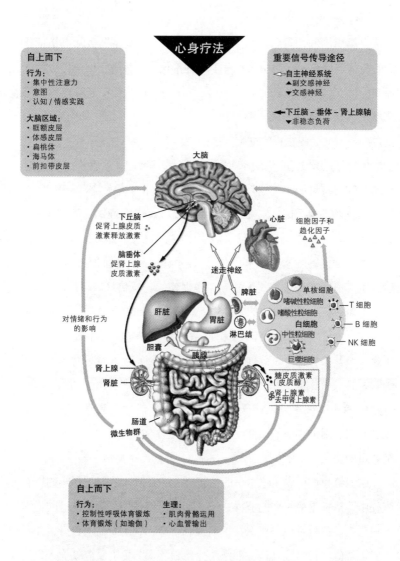

原图由布莱克·古费恩（Blake Gurfein）提供。
插图由数字绘图专家（Digital Mapping Specialists）制作。

是从大脑引出的，然后再回到大脑。"信息高速公路"实际上是把我们的身体连接在一起的。只有每个细胞都得到具体做什么的指令和保存 50 万亿个其他细胞的信息，并在身体的整体平衡中发挥作用，不然就不存在身体这一说，否则身体只是一个分散的独立细胞集合体，就像构成珊瑚礁或水母的细胞一样。

几十年的研究证实了信息高速公路是真实的，甚至在今天，越来越多的发现证明了把身体和心灵分开来看是有害无益的。本书中，我们将去掉身体和心灵之间的人为划分。鉴于合理的生物学原因，身心才是恰当的术语。同样，大脑化学物质被称为神经传递素（使大脑发挥功能的基本分子），它们无处不在，包括我们的肠子里。这项三十年前的发现震惊了医学界，也促使了一场信息大爆炸。

与大脑在生理上分离的免疫系统，突然之间被理解成了一个遍布全身的巨大化学信息网络的一部分，并与大脑发送的信息相匹敌——研究人员开始将免疫系统称为一个漂浮的大脑。今天看不到身心之间的联系并没有太大关系，因为在分子水平上这种联系确实是无形的。有足够的化学线索可以让任何人相信情绪、信念、期望、恐惧、记忆、倾向、习惯和旧的条件反射（都以大脑为中心）对一个人的健康至关重要。

这就给我们引出了这本书的关键所在。在受人的意识影响的所有流程中，治疗是最重要的流程之一。细胞已经使用了它们自己的化学意识形态。免疫反应一直保持着清醒和下意识，不断监测自身，并对任何可能的入侵者或其他外部威胁保持着警惕。免疫反应就像人们的心跳或呼吸一样必不可少。然而作为一种内在反应的免疫力（这是每一个医科学生作为基础知识而学习的内容），却有着一个明显的缺陷。

要想找到这个缺陷，我们就要停下来做个深呼吸。这个缺陷就在那里，就在我们的面前盯着我们。呼吸是一种自动的、非自主的功能，但我们可以随时介入并使之成为主动的。同样的能力几乎无处不在。我们可以去看场恐怖电影来缓解压力，也可以通过锻炼或更改饮食来改变新陈代谢。如果来上一场完美的性爱，就能给上面的一切带来巨大的变化，甚至远多于此。自动发生的事情和主动去做的事情之间的分界线是不固定的。只有做出了正确的选择，自我疗愈才会开始发挥作用。身体本身是知道如何生存的，但这也取决于我们教它如何健康成长。

CONTENTS

目 录

概述 健康现状——虽诸多隐忧，但前途光明

第一章　　**疗 愈 之 旅**

第 1 节
现实一点，开始行动 / 002

第 2 节
什么人健康？什么人不健康？ / 015

第 3 节
爱是最好的良药 / 029

第 4 节
心脏的生命线 / 043

第 5 节
摆脱疲于奔命 / 060

第 6 节
急需治愈的一件大事 / 081

第 7 节
有意识还是无意识 / 096

第 8 节
信仰的潜在力量 / 117

第 9 节
聪明的治疗师 / 134

第 10 节
痛苦的终结 / 152

第 二 章　　一 周 行 动 计 划

第 11 节
星期一：消炎饮食 / 175

第 12 节
星期二：减轻压力 / 195

第 13 节
星期三：抗衰老 / 217

第 14 节
星期四：站立，行走，休息，睡觉 / 233

第 15 节
星期五：核心信念 / 243

第 16 节
星期六：顺其自然 / 258

第 17 节
星期日：循序渐进 / 269

第 18 节
阿尔茨海默病的现状和未来 / 289

第 19 节
对癌症的一些乐观看法 / 300

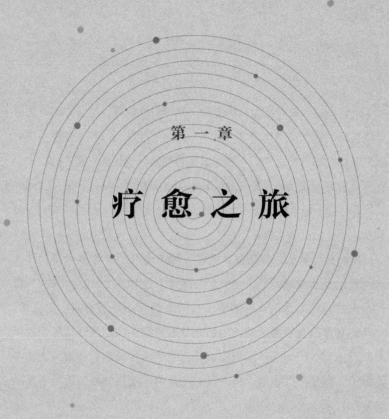

第一章

疗愈之旅

—— 第 1 节 ——

现实一点，开始行动

让我们来了解一下如何才能真正保持身体健康。每个人都希望尽可能长时间地保持身体健康，但不知如何才能做到。相互矛盾但又有研究支撑的信息层出不穷，因为这些研究常常也是意见相左的。人们狂热追随的潮流循环反复，对最基本的问题都产生怀疑：成年人喝牛奶有好处吗？吃鸡蛋会增加胆固醇含量吗？肥胖与 2 型糖尿病有没有关系？为什么过敏人数在上升？

我们最终认为，生活就是赌博，那些七八十年都能保持朝气蓬勃的人已经非常幸运了。我们之所以持有这种态度，是因为我们觉得自己成为"幸运的人"胜算不大。生活并不是一条向上的弧线，在我们度过黄金岁月之后，生病变得不可避免。据统计，每个成年人都有患心脏病和癌症的风险，在美国这两种疾病是导致死亡的两大主因。但是，大多数人最恐惧的还是阿尔茨海默病，因为它是随机发作且无法治愈的。

尽管现代医学有许多奇迹，但仍然存在许多不确定因素，像感冒病毒这样的特定病因只会使部分人生病，而不是每个人。标准的治疗方法都有一定程度的不可预测性，这些方法有时对部分病人的效果更好，而有时根本不起作用。我们对预防的定义是降低风险。实际上一个人通过正确饮食、定期运动、戒烟、戒酒等，并不能彻底摆脱糖尿病、冠心病和癌症等疾病。据统计，普通人并没有意识到这些风险对于大多数人来说都是一样的。总有一些人做了所有正确的事情，但还是生病了，而另一些人几乎没有注意自己的健康，却躲过了一劫。

即使我们运气很好，也总会有世界上最好的医生都帮不了我们的那一天。就算我们没有过错，健康也可能会崩盘，以下就是原因。

医疗不起作用的 7 个原因

1. 医生不知道生病的原因是什么。

2. 没有可以解决问题的药物或手术。

3. 现有的治疗方法风险太大、有毒、昂贵，或三者兼有。

4. 治疗的副作用过大。

5. 病情严重到已经无法逆转。

6. 年纪太大，无法安全实施治疗而且也没有康复的希望。

7. 可能在某一过程的某个环节上，有位医生犯了一个错误。

当医疗保健出现这些问题中任何一个或几个时，接下来发生的一切都将超出我们和医生的控制。三个世纪以来，医学取得了巨大的进步，这是一项作者非常尊重的遗产。很明显，保持健康的赌博模式需要被取代。现实中发生了太多让人无法接受的事情：

· 人们的寿命更长，但平均而言，将会经历 8 ～ 10 年糟糕的健康状况，最后还有 1 ～ 3 年残疾的日子。

· 尽管大部分癌症是可以预防的，但人们仍然以严峻的宿命论来看待癌症。

· 每年都有相当多的人死于医疗失误。

· 一般人对生病和去医院感到无助、困惑和焦虑。

当这些不可接受的事情发生之时，赌博模式就开启了，我们得通过扔骰子来决定未来。最让人不能接受的就是失去控制，人们害怕进医院后落入医生之手，但人们还有一个选择。疗愈自我是选择的制造者，它步入了日常生活的舞台，引导身心走向持久的疗愈之旅。被纸张划破的伤口一两天后就会消失，去年冬天的感冒是一段遥远的记忆。疗愈自我是个长期过程，我们开始变得完整起来，这是我们终生保持身体健康的唯一可行性策略。

令人惊讶的是，人类的身体已经进化到了可以疗愈的程度。我们现在有机会有意识地进化，从而做出从根本上增强对疾病的免疫力、减缓和逆转衰老过程并提高疗愈效果的选择。这些目标不是靠赌博来实现的，当我们采用自我疗愈模式时，这些目标是可以达成的。

在自我疗愈模式中，一切都被归结为下面所示的过程：

干扰 ⟶ 疗愈效果 ⟶ 结果

干　　扰 = 任何健康威胁，如入侵的病毒或细菌、身体创伤、
　　　　　压力事件、细胞或基因水平的扭曲、精神痛苦等

疗愈效果 = 对干扰的反应，即恢复身体平衡或者心智平衡

结　　果 = 恢复正常、未被破坏的平衡状态

正如我们所看到的，这个术语非常笼统。任何经历都可能是一种干扰，不一定非得是细菌或病毒。对过去创伤的记忆会严重扰乱我们的身体，比如丢掉了工作，或者仅仅是屈服于吃薯条双层芝士汉堡的冲动。同样，人体对干扰的反应涉及信息高速公路的整个信息传递系统。任何能使身体恢复正常平衡状态的东西都算作治疗。

这种方法作为一种全系统方法在当代医学中越来越受重视，对此我们还有很多话要说。全系统只是用另一种方式来表达身心，它超越了人工医学院将其分为不同器官的划分和对身心联系的古老怀疑。当快乐的事情发生时，比如坠入爱河，全系统都会通过血流、中枢神经系统和免疫系统做出反应。当悲惨的事情发生时，比如失去了心爱的人，那么反应也是整体性的，但是在信息传递过程中化学物质的组合是非常不同的。我们主观上所经历的爱或悲伤，必须在我们的身心中有一个精确的结构。如果不存在，我们就不会有这样的体验。

全系统方法不仅仅是一个能取代旧模型的新模型，它更接近于现实。大自然无法识别人类创造的范畴。身体和大脑是一个领域，每个器官、组织和细胞都朝着同一个目标努力工作，那就是维持生命。然而，事实的真相是，我们的身体还没有进化到足以应付我们对它们造成破坏的程度。全系统方法揭示了整体问题和整体解决方案。想想目前美国各个年龄层面临的流行病肥胖症吧。过量的糖摄入是导致肥胖、2型糖尿病，还有心脏病的主要因素。我们今天可以吃糖，却没有注意到这些悄悄进行的疾病的迹象，但我们的胰腺知道我们身体对胰岛素的需求过高；我们的消化系统知道有太多无用的热量被转化为了脂肪；我们的下丘脑知道高糖的快速能量会使新陈代谢失去平衡。

虽然人类天生的疗愈能力很强大，但它取决于人类的进化程度，然后才可能发生大的转变，而这样的进展委实太慢了。唯一可行的策略是去干预身心可以承受和适应的有意识选择。众所周知，一个带薯条的双层芝士汉堡会导致血液中出现炎症标记物（除去固体部分——主要是红细胞——留在血液中的稻草色液体）以及漂浮的脂肪颗粒。这种情况在几分钟内就会发生，却会持续 6 个小时以上。在这段时间里，我们的身体正在经历一种混乱。作为回应，我们的肝脏会加速处理过多的脂肪，免疫系统会试图对抗炎症的激增。虽然当下的结果可能是非常不真实和貌似无害的。但是这种细微的破坏日积月累之后，会产生长期的破坏性影响。

如果我们生活在对全系统发生的事情持无意识的状态里，那我们就是在用赌博模式保持身体健康。如果我们意识到了炸薯条双层芝士汉堡的坏处，可能就会发誓摈弃这种放纵的行为，身体也会为此感谢你。但是诱惑是永恒的，而屈服只需要一分钟，这不仅仅是一个芝士汉堡的问题，而是各种各样的高脂肪、高盐、高糖、加工过的垃圾食品的问题。

实现全系统方法的唯一途径是向治愈性的生活方式进行重大转变，这种生活方式不会被分割成细小的临时选择，即使是非常健康的选择，而是上升到全系统都考虑到的水平。

自我疗愈能做什么

想象一下，A 和 B 两个病人都发热了，然后两人都去看医生。A 病人来到一个满是病人的候诊室，被告知医生要迟到 30 分钟。实际上，她等了一个多小时。当 A 去看医生的时候，她感觉有点紧张，还很累。医生以一种例行公事的方式量了她的体温，做了一个粗略的检查，并给她开了抗生素。

"你可能有轻度感染，"医生说，"看看抗生素对你是否有用。如果你得了感冒或流感，你会烧得越来越严重，然后才会好起来。两周后见。可以找护士做预约。"

这种情况相当典型，我们每天都去看初级保健医生，而且我们每个人都知道流程。A 的医生告诉她的东西都是真实的，也都在常规的做法范围内，她得到了常规护理。

B 病人来到一个没有病人的候诊室，马上就见到了医生。医生问起她的发热情况，想知道发热是从什么时候开始的，以及发热对她的睡眠、情绪、食欲等的影响有多严重。医生调查 B 在过去是否有过类似发热的情况，如果有，是如何解决的，是自己退烧的还是通过药物治疗而退烧的。这种互动需要几分钟或更多的时间，但医生看起来对 B 很重视，从不急躁。B 病人觉得医生的态度让她非常安心。

医生说："大多数时候这种低热是感冒或流感的症状。在接下来的几天里，当你有需要的时候就给我打电话。一旦我们监测到发生了什么，我们就能更清楚地知道该怎么做。"

第二个医生似乎让人很满意，但有一个问题：他是我们幻想出来的。很少有病人能像我们虚构的 B 病人那样，得到那种从容不迫、富有同情的关注，而且事情也不会很快就发生改变。当然，我们有充分的理由认为医疗行业是一个有爱心的行业，但即使在最好的情况下，病人去看医生也需要等待，而且只能和医生待上 10 ～ 15 分钟，然后医生会根据自己对病人情况的简单了解进行治疗。

我们还有得选。我们可以接受疗愈自我的角色。一位理想医生的素质可以归纳为以下 7 点：

- 1. 耐心
- 2. 同情
- 3. 开放的思想
- 4. 警惕病人病情的变化
- 5. 密切监视
- 6. 对病人病史的详细了解
- 7. 全面且专业的医学知识

只有最后一项才是医学界独有的，其他一切都是我们自己能提供的，无论是通过自我护理还是与一位好医生合作。某些事情，如持续监测，只有自己（或通过入院）才能做到。以上 7 点大多数我们可能已经在做了，即使你不知道自己做的其实是疗愈师的工作。把它们最大化是非常重要的，因为意识需要成为一种日常习惯，甚至是一种技能。

同样的道理，我们不喜欢看到的医生的坏品质常常也出现在我们每天对待自己的方式上。数以百万计的人通过以下一种或多种方式来对待他们的健康：

- 1. 冷漠
- 2. 否认疼痛和其他需要注意的症状
- 3. 忧虑与焦虑
- 4. 信息缺乏

- 5. 一味猜测
- 6. 采取不必要或无效的治疗

显然这些是每个人都想避免的，但我们总是弄巧成拙。我们对此要么过度担心，要么假装什么都无所谓。我们猜测出了什么问题，然后冲动地伸手去拿一些我们希望有用的东西——通常这意味着从药柜或厨房橱柜里抓上一瓶什么东西。大多数时候这种冲动是暂时的，所以我们又回到了等待和担心的状态。

从现在开始，我们将处于一个接受自我疗愈师角色的位置。通过深入到觉知的力量，可以激活我们每天都依赖的疗愈系统的潜在能量。我们希望这一切听起来令人兴奋，因为一些重大的生活变化就摆在我们面前。但首先我们要弄清楚这本书与什么无关。

现实的基线

本书不会向您展示如何克服慢性疾病，如关节炎、1 型糖尿病或充血性心力衰竭。

本书没有治愈阿尔茨海默病等现代医疗还无法治愈疾病的方法。

本书也不承诺能治愈癌症。

本书所建议的一切都是在经过验证的医疗实践之外的——所说的不是信仰治疗、安慰剂或者神奇的想法。

一旦出现了某些疾病的症状或疾病已经发作，还是必须去寻求合格的医疗护理。

现在状况如何

估计有些人会失望，因为这不是一本关于靠自己就能治愈全面发作疾病的书。但是自我疗愈的好处是巨大的，因为学会了如何有意识地保持一种健康的状态，这种状态会在整个生命中得到强化。尽管这个概念很重要，但疗愈归根结底是今天、明天和后天的个人经历。为此，我们请您暂停一下并参加两个测试。第一个测试将评估你现在的状况——换句话说，你的疗愈旅程的起点。第二个测试将评估你的潜力有多大——即治疗能带你走多远。

测试 1：你今天状况如何？

对于下列每个问题，考虑一下你过去一个月的经历。根据经历发生的频率标记每个项目，如下所示：

1= 一点也不或最多一次；2= 有时；3= 相当频繁；4= 经常。

☐ 我很沮丧。( )

☐ 我很担心和焦虑。( )

☐ 我得去看医生。( )

☐ 我当时很痛，但没去看医生。( )

☐ 存在慢性健康问题。( )

☐ 我吃错了食物，吃了快餐或垃圾食品。( )

☐ 我压力很大。( )

☐ 我感到疲惫不堪。( )

☐ 我睡不着觉。( )

☐ 我睡眠不足。( )

☐ 我没有控制体重。( )

☐ 我头痛。( )

☐ 我背痛。( )

☐ 我和其他人的关系不太好。( )

☐ 我非常生气。( )

☐ 我忽视了锻炼和体育活动。( )

☐ 我常产生自我怀疑，自卑。( )

☐ 我感到孤独。( )

☐ 我感受不到爱或别人的关心。（　　）

☐ 我有令人不安的家庭问题。（　　）

☐ 我很担心未来。（　　）

答案评估

这个测试不会得出总分——每个问题都是我们要关注的。如果你有许多 3 分或 4 分的答案，说明你上个月的生活就是一场斗争。然而，大多数人，不管他们的生活有多好，都会有 3 分或 4 分的答案。

保留你的成绩，读完这本书后再做一次测试。当你采取疗愈的生活方式后，可以每几天或每周测试一次。如果你的答案有所改善，就有证据和动力证明这种生活方式确实有效。

测试 2：你最积极的经历

疗愈是一个整体的过程，自我疗愈为更高的体验打开了通道，使生活变得更加快乐和有意义。我们想知道你现在有多少愉快的经历。对于下列每个问题，考虑一下你过去一个月的经历。根据经历发生的频率标记每个项目，如下所示：

1= 一点也不或最多一次；2= 有时；3= 相当频繁；4= 经常。

☐ 我内心感到满足。（ ）

☐ 我公开地向别人表达了爱。（ ）

☐ 我感到自由和解放。（ ）

☐ 我不会自责也不会去评判他人。（ ）

☐ 我得到了同事、领导或家人的赞赏和赞扬。（ ）

☐ 我感到内心的平静和安宁。（ ）

☐ 我觉得自己是一个更大计划或愿景的一部分。（ ）

☐ 我有被爱的经历。（ ）

☐ 我有过精神上的体验。（ ）

☐ 我感到亲切和同情。（ ）

☐ 我原谅了某人。（ ）

☐ 我原谅了自己。（ ）

☐ 我放弃了过去的一些消极的东西。（ ）

☐ 我和某人建立了感情纽带。（ ）

☐ 我感到很幸运。（ ）

☐ 我感觉到了我所说的上帝或神的存在。（ ）

☐ 我很轻松。（　　）

☐ 我对人类善良的信念得到了肯定。（　　）

☐ 我感到幸福或欣喜若狂。（　　）

☐ 我看到或体验到了内在的光。（　　）

☐ 我经历了纯粹的存在或无限的觉知。（　　）

☐ 我看到了另一个人的圣洁。（　　）

☐ 我冥想、祈祷，或者做另一个冥想练习。（　　）

☐ 我得到了富有创意的激励。（　　）

答案评估

和以前一样，这次测试不会得出总分——每个问题都是我们要关注的。如果你有很多1分或2分的答案，你可能会对过去一个月的生活感到平淡和乏味。然而，大多数人，不管他们的生活有多充实，都会有一些1分或2分的答案——通往更高体验的通道仍未打开。

和第一次测试一样，保留你的成绩，读完这本书后可以再做一次测试。当你采纳了我们建议你采取疗愈的生活方式之后，每隔几天或每周测验一次，再看看你的答案。如果你的测验结果提高了，你就有了证据和动力，愉快的经历并不罕见，也并非随机的。你可以随时通过自我疗愈而得到它们。

现在你更清楚地认清你的健康需要什么了。你已经发现了一些对于摆脱赌博模式、保持身体健康至关重要的概念。认识到意识才是现在把你放在转变门槛上的关键。有许多细节需要解释，接下来的章节阐述了我们新模型的本质。然而，没有什么比认识到自我疗愈是真实的更重要。它离你就跟下一次呼吸一样近，就跟下一次心跳一样重要。

── 第 2 节 ──

什么人健康？什么人不健康？

全系统方法之美在于它的自然性。我们为生存所做的一切最基本的事情，无论是呼吸、吃饭，还是睡觉，都会影响全系统。高等医学对这些过程进行了广泛的研究，研究越深入，饮食、呼吸和睡眠就越复杂。但这不应该掩盖一个简单的事实：那些能够一辈子保持健康，享受最高健康状态的人，是那些每晚睡 8 个小时的人。他们吃着均衡的营养饮食，保持健康的体重，而且呼吸也很顺畅——也就是说，他们没有承受压力和焦虑的负担。

不能说我们已经掌握了最基本的全系统过程。不知为什么我们已经丧失了保持健康的天性。怎么会这样呢？打个比方，让我们想一下自动驾驶汽车。工程师们梦寐以求的这样一款车，现在已经上市了，对于它的出现，有的人乐观，有的人恐慌。对乐观主义者来说，自动驾驶汽车将是安全的福音。配备人工智能和传感器的自动驾驶汽车可以在 360 度内持续保持警戒状态，几乎可以立即检测到道路上的潜在危险，甚至比最优秀的人类驾驶员反应还要快得多。但如果这些安全机制失灵了呢？这就是恐慌的来源。被一台自己无法控制的机器带到事故中，那感觉就像是一场噩梦。

因此，实际情况是自动驾驶汽车需要有一种让人类驾驶员能够干预和控制的设置。一旦出现交通状况，本能判断就会立刻发挥作用。至少在现阶段，我们中没有多少人愿意放弃对机器的全部掌控权。考虑到生命的危险，我们可能永远也不会完全放弃掌控权。

我们的身体也面临着同样的困境。虽然"这架机器"是完全自我调节的——一个简单好用的术语，但是人的身体是处于双重控制之下的。本书前面，以呼吸为例提到了这一点。不管我们注意与否，都会自主地吸气和呼气，这是一种基本的生存机制。任何时候只要我们想，就可以更换不同的呼吸方式——更快或更慢，更深或更浅。因为身体是以一个整体的形式在运行的，那么我们干预的也就不是局部——不同的呼吸方式可能会跟一个极端情况（如恐慌发作）有关，也可能跟另一个极端情况（如正念瑜伽练习）有关。这意味着每一次干预都有可能让我们远离健康的自然状态。

显然，数百万人都做了同样的干预。这些症状在很多方面都相当明显——睡眠不佳、慢性疾病、肥胖症、焦虑和抑郁都是前几名的症状。疗愈效果受到肺炎或脊髓灰质炎等疾病的严重影响，然而这些破坏性事件正变得越来越罕见，也越来越好治愈。疗愈的真正威胁来自我们每天所做的干预，这些干预会产生负面的或不可预见的后果。

治疗反应是没有判断力的，它会适应我们的每一个选择，无论是积极的还是消极的。我们的细胞就是个化学工厂，会根据我们给它们输入的内容（就像来自上层管理层的指令）来调整生产线。因为每个人的生活都是好选择和坏选择的混合体，所以生活中的每件事都必须被看作是来提升或降低健康状态的。我们的细胞，一直到基因水平，都能忍受我们的放纵，但同时也在为此付出代价。

解决这个问题的办法就是要利用身体的双重控制作为治疗的工

具。最基本的说法是，现在每个人都采取了以下两种治疗方法。

一是自动疗愈，是每个人通过数百万年的进化，遗传到基因中的内容。

二是有意识疗愈，包括了每一个帮助和增强自动疗愈的机会。

任何经验都可能是疗愈的候选者。有个简单的事实，即使没有任何身体疼痛感的一天仍然无法躲避以下经历：

- 感到沮丧、无助或绝望
- 担心未来
- 感到焦虑、害怕或不安全
- 陷入旧的行为和坏习惯
- 自卑
- 缺乏满足感
- 出了问题的人际关系
- 感到孤独，与世隔绝，不受赏识
- 过着没有什么目的和意义的生活
- 过去的创伤和伤害带来的罪恶感和羞耻感

谁能说他们没有被上述事情折磨着，或者说过去没有发生过这样的事情？根据最近的一项调查显示，六分之一的美国成年人服用精神药物。正如我们所见，缓解疗法并没有找到诸如抑郁症等疾病发病的真正原因。研究人员通过脑部扫描来研究抑郁症的病因，查看是否涉及大脑的某一特定区域；通过基因图谱，去发现是否存在一种独特的"抑郁症基因"或一组基因；通过精神评估，希望能找到导致抑郁症发生的行为模式。

然而，人们并没有通过这些途径找到具体的原因。事实上，广为人们接受的结论是每个人的抑郁都是独一无二的，会表现出一系列的心理、生理和遗传特征。抑郁与个人经历以及你对它的反应有关。在报纸上读到坏消息并不会在不同的人身上自动触发相同的反应，相反，人们会做出从冷漠到深度抑郁的两极反应。同样的易变性也适用于焦虑，这就是为什么收集蜘蛛对有些人来说是个令人愉快的爱好，而有些人却非常害怕蜘蛛。你跟其他人的关系和谐吗？你的生活是否缺乏目标和意义？这不是医疗的错。这些痛苦的起因是无法用药物来治疗的；它们甚至不符合标准的疾病医学模式，后者固执地坚持把身体变化当作"真正"的病因。

作为对这种偏见的反驳，有一个令人印象深刻的研究，这项研究表明看不见的主观状态可以对身体产生巨大的影响。例如，得克萨斯大学医学院的研究人员观察了一组接受过心脏直视手术（包括心脏搭桥和主动脉瓣置换术）的男性和女性的死亡率。如果采用常规的医疗方法，肯定有人会把心脏直视手术后六个月死亡的人的死因归结为身体上的差异。但以托马斯·奥克斯曼博士为首的研究小组采取了一种非正统的方法。他们会问这些病人两个关于他们社会状况的问题：你是否经常参加有组织的社会团体活动？你会从你的宗教或精神信仰中获取力量和安慰吗？

这些都是简单的是非问题，在评估病人的答案时，研究人员排除了心脏手术后死亡的典型危险因素，如年龄、疾病的严重程度和先前心脏病发作的严重程度等内容，把这些因素归纳后，研究结果令人吃惊：

- 对两个问题都回答"是"的人，术后 6 个月死亡的概率不到 5%。
- 对两个问题都回答"不"的人，术后 6 个月死亡的概率在 20% ～ 25%。

总的来说，能够得到社会的支持和能从信仰中获得安慰的人，比那些生活中没有这些经历的人，在心脏手术之后的存活概率要高 7 倍。这个结果甚至是患高血脂、高血压和家族遗传心脏病等的唯一 7 倍差异。虽然询问某人是否属于俱乐部或教堂这样的社会团体是一个客观的衡量标准，但关于宗教或精神信仰的问题则完全跟此人的感受有关。

感受完全是一种主观行为，但同样重要的是，它还是一种意识活动，是自我意识的一个小指标，这对意识治疗十分有益。

玛吉的故事：意识第一

大部分的疗愈效果仍然是个谜。没有人真正知道——或者可以在所有的情况下预测——为什么一个人会生病，而另一个人却不会生病。身体之外的阴影地带隐藏着看不见的原因。

有些人提供了活生生的证据，证明基于意识的疗愈作为一种生活方式是有效的。让我们来看下这位名叫玛吉的老太太吧，她骄傲地保持着活跃和自给自足的状态。直到她 91 岁那年，仍然独自一人住在公寓里，自己做饭吃，还可以自己开车。她雇用了一个清洁工，帮她干那些较重的家务。玛吉的健康状况异常良好，与 70 岁多岁并平均服用 7 种处方药的老人们相比，她只服用一种治疗高血压的药物。

在人口老龄化的今天，越来越多的人渴望知道玛吉健康长寿的秘密。是因为长寿的基因吗？到目前为止，还没有权威研究发现有这样一个基因或一组基因（尽管有很明显的线索，稍后你会看到）。一般来说，如果我们的父母都能活到80岁，那么我们的寿命会比平均寿命长3年，显然这并不是很大的优势。

据统计，玛吉确实有一定的优势。她出生于辛辛那提一个富裕家庭，这意味着她有很好的医疗保健待遇，但这并不能证明良好的医疗保健能让她从1920年严重的儿童疾病中解脱出来，因为她出生的时候，抗生素等药物尚未问世。幸运的是她没有患上肺结核、脊髓灰质炎或猩红热之类的疾病。她没有患上过严重的儿童疾病与长寿有一定关系。

但在她看来，这些都不是决定性因素。

她回忆说："我和纽约一位艺术家的婚姻生活过得很不顺利。我们两个人个性都很强，因此没少吵架。我的大部分精力都花在了他而不是我的三个儿子身上。我并不以此为荣，尽管我很爱我的孩子们，但我会对他们格外严厉。"

回首往事，玛吉意识到，仅仅一个心理特征——她的愤怒——就对她的生活造成了巨大的影响，影响她长达几十年时间。

"我离婚时我的孩子才十几岁。一个孩子去了寄宿学校，另外两个选择和他们的父亲一起生活，他们的父亲非常生我的气，以至于他极力争取把我们的共同财产都留给他自己和他的儿子。突然间，我成了孤家寡人，我也对生活为何会被彻底颠覆而感到困惑不已。"

玛吉为此非常沮丧。很明显，她的儿子们都被她火爆的脾气吓坏了。"事情平静下来的那一瞬间，我就忘了是什么让我如此生气，但孩子们却无法很快平静下来。实际上，他们开始害怕我，害怕他们的母亲。"

到目前为止，我们从玛吉的故事中看不到任何能表明她的寿命可能会比平均寿命长的迹象。也许结果刚好相反，或许玛吉的抑郁症已经成为慢性病并影响到了她的健康状况。后来有个因素改变了她的生活——玛吉成了佛教徒，这个决定对她来说产生了一个内在的转变。

"我通过朋友找到了一位禅师，"她回忆道，"我甚至无法告诉你我要尝试信佛教的原因是什么，但是我一开始冥想，就产生了两种情况。首先，我冷静了下来，一件件小事根本勾不起我的坏脾气。其次，我看到了一些真实的自我。在内心深处，我非常害怕孤独。我挑起的所有冲突都是为了让人们关注我，这能让我远离真正的孤独。"

现在，96 岁的玛吉住在一个养老院里，会有人一天探视她几次，并帮她洗澡。她并没有增加服用药物的种类。她一个人去吃午饭和晚餐，每周和朋友们一起出去吃一次饭。对她来说有难度的事情只有两件。

"我 70 多岁做的髋关节置换术已经开始磨损了，所以我决定使用轮椅代步，而不是徒步走很远的路。我的儿子们仍然很担心我。曾经拥有一位易怒母亲的经历并不是他们能够轻易忘记的，这是我心中唯一挥之不去的悲伤。不然的话，我就能彻底心静了。"

玛吉很庆幸自己很早以前就开始冥想了，在 20 世纪 70 年代末，主流医学第一次开始进行研究，表明冥想与积极的健康结果相关，比如降低血压。冥想是公认地被打上了减轻压力、焦虑的标签。四十年前，冥想变得更受欢迎和易于接受。今天，全系统方法消除了心灵和身体之间的所有人为障碍。人们意识到每一次经历都有精神上的结果和身体上的结果，而且这种意识每天都在积聚着更大的能量。

举个简单的例子，悲伤会降低一个人的免疫反应。悲伤是剧烈的精神事件，是心理痛苦的来源。当一个人在家庭成员去世 6 个月后仍然感到非常悲伤（这种情况发生在大约 10% 的丧亲之痛中），他们的情况被称为创伤性悲伤。对那些遭受创伤性悲伤的人的研究表明，"全面损伤"是非常可能的。用外行的话说，这意味着几乎任何事情都可能对他们的健康造成损害。

例如，一项对 150 位寡妇和鳏夫的研究发现，配偶死亡后约 6 个月出现的创伤性悲伤症状，预示着在 13 个月或者 25 个月的随访中会出现癌症、心脏病、高血压、自杀念头和饮食习惯改变等负面的健康结果。（鲁迪记得，他父亲 45 岁去世，当时鲁迪 17 岁，之后他母亲花了很多年才克服悲痛，重新过上正常的生活。）如果我们理解了这一切，我们就能明白有一些人，由于一些未知原因，会比其他人更容易受到悲伤的打击。通过时间抚平悲伤并不能治愈他们，而且直到两年后，他们都还有可能患上各种精神和身体疾病。其他研究也发现了与睡眠紊乱、自卑和悲伤情绪有关的类似结果。

创伤性悲伤使心智与身体的联系变得更加紧密。虽然医学可以告诉我们很多关于癌症和心脏病的身体方面的事情——而且深入研究甚至可以发现那些遭受创伤性悲伤的人身上可能出现的化学失衡——但是我们找不到会引发这种持久悲伤的任何原因，也不知道为什么治疗系统会失败，而且一开始对悲伤的目的和意义也知之甚少。（其他哺乳动物似乎并不悲伤，但是大象和驯养的狗疑似例外。如果鹿群里的一只鹿被猎人射杀了，其余的鹿只会受到短暂的干扰。)

人类的生活是有目标的，当目标遭到破坏时（比如爱人去世），悲伤会让生活变得毫无意义。身体中的每个细胞都会以化学物质的形式得到相关信息。这些化学物质是悲伤的证据，但失去意义并不是化学造成的，而在很大程度上是人类本身造成的。尽管悲伤是痛苦的，但如果有人对失去爱人一点儿也不悲伤，人们会觉得这很奇怪——有些人可能会在背后用一个非常人性化的词"无情"来描述他们。

看不见的疗愈

自我疗愈是我们处理看不见的病因的一部分，也是人们生病或不生病的原因，以及活着的目的和意义。疗愈并不会因为它是无形的就显得很神秘。一个从未考虑过疗愈效果的人很可能想要快乐，而全面快乐的一个关键是感觉被爱。细胞真的有可能感受到爱吗？在对看似荒谬的断言做出反应之前，请看看下面的研究。

耶鲁大学的研究人员观察了 119 名男性和 40 名女性，他们接受了最准确的检测冠状动脉阻塞的测试，即冠状动脉造影。[虽然相对来说是无创的，但对于许多人来说，这个过程令人焦虑。通常情况下，插入前臂的狭窄导管会穿入心脏的动脉，接着往动脉里注入一种染料，用电子计算机进行断层扫描（CT）或核磁共振成像（MRI）扫描显示动脉内部情况。通过这种方式，医生可以直接看到血管开口或阻塞的大小。] 受试者告诉研究人员，他们感觉到了爱意和情感支持，所以他们的冠状动脉通常表现出较少的阻塞，而冠状动脉阻塞是心脏病发作和脑卒中的主要原因。

还有其他的危险因素可以用来预测心脏病的存在，如饮食、运动、吸烟和家族史，但是即使这些因素被排除在外，通过被爱和情感支持的感觉也可以预测产生冠状动脉阻塞概率的大小。一项对瑞典 131 名女性的研究得出了同样的结论，也许最引人注目的研究是基于此提出一个问题。美国凯斯西储大学（Case Western Reserve University）的一个研究小组调查了 10000 名没有心绞痛病史的已婚男性，而心绞痛是典型的与心脏病相关的胸痛（尽管心脏病发作可能没有这种先前症状）。

不出所料，在常见的心脏病危险因素（如高胆固醇、高血压和老年人）中得分最高的男性，在接下来的五年中，患心绞痛的可能性是正常人的 20 倍以上。然后研究人员问了一个简单的问题："你的妻子是否向你表达了她对你的爱意？"回答"是"的男性即使在已知的危险因素上得分很高，也不太可能出现心绞痛。反之亦然。一个有高危因素的男人说他妻子没有向他表达过爱意，他患心绞痛的概率几乎高达两倍。

与创伤性悲伤一样，认真对待身心联系足以打破推动医疗保健的两个最常见假设：

1. 疗愈是身体方面的，是自动发生的。
2. 当自动疗愈失效时，医生唯一能做的就是用药物或手术进行干预。

从情感范围的反向极端来看，爱和悲伤跨越了精神和身体的界限。心脏病可以通过药物和手术来治疗，但对于那些感到孤立、孤独或不被爱的人来说，这些都是无效的。创伤性悲伤不可预测的生理影响是不能通过药物和手术治疗的，毕竟我们不能给悲伤开始的13～25个月里可能出现问题的所有事情都开一粒药。忽略了自我疗愈，医生在日常实践中也就忽略了健康和疗愈的关键部分。

基本意识

就我们所说的一切而言，意识治疗的好处是值得研究的。但对许多人来说，意识清醒只是意味着没有睡着或没被打昏，他们与最高级的瑜伽修行者或僧侣有着同样的觉知潜力，但没有人教他们如何使用这种能力。让三个人坐在同一个房间里，然后问他们能感知到什么，可能会得到随机且不一定会重复的答案。一个人感知到房间里有气味，另一个人感知到墙纸的气味、天花板的高度等，这取决于人们当时注意到了什么。不太可能的情况是其中一个人会意识到一种内在的状态——思想、情绪、感觉。只有对环境进行夸张的改变，比如把温度调高到30摄氏度，每个人才有可能感知到同样的事情。

瑜伽和其他东方传统中的精神实践实际上是为了磨炼随机意识，使其变得更敏锐，从而将先天能力转化为技能。他们在意识到"外部"或"内部"之前，那些训练过自己意识的人会普遍地说他们是有自我意识的。普通人也有自我意识，如果没有，我们就没有"我"的意识。但是自我意识只是大脑中旋转的、随机的、不可预测的活动的一部分。

意识技能不一定非得与灵性或东方联系在一起，我们可以用它来提高生活质量。这就是自我疗愈在任何情况下、任何时刻、任何宗教背景下显得实用的地方。自我疗愈会监测我们即时健康状况信号，包括：

- 知道自己的身体感觉。包括对身体发出的信号保持开放和敏感。
- 知道如何解释这些信号。包括接受身体作为自己最大的盟友，而不是痛苦的根源。
- 了解自己内心的情感。包括放弃掉否认、一厢情愿、恐惧和压抑情绪等。

当有人漫不经心地问："你好吗？"我们通常会给出一个随意的答案，但自我疗愈会认真对待这个问题。在了解实际情况之后，就开始了自我疗愈的过程。当我们心跳加速、血压升高或呼吸不稳定时，身上的可穿戴设备就会发出嗡嗡声。当然，这些都是有用的指标，但只有你能对信号做出反应并开始进行疗愈。

作为基本意识的一个实际例子，以下是我们在工作中几乎可以毫不费力地做的事情。

认真工作：七件现在可以做的有关自我意识的事情。

采取以下任何或所有技巧来应对典型工作场所的无形负面影响。

1. 在东方传统中，意识应该是一点式的，这意味着你的注意力要保持在一种轻松集中的状态。不要同时做很多任务，这会分散你的注意力，并且已经被证明会降低工作效率。

2. 为了让你的注意力放松而不是紧张，尽你所能在一个安静且相对没有干扰的地方工作。你可以每小时跟同事交流两次，跟他们保持联系，这样你的同事不会觉得找不到你，也让别人知道你想要私人互动。这样，你独处的时间可能会更受尊重。

3. 应该有当下意识。要活在当下，不要让小事情堆积起来。任何需要花费 5 分钟或更短时间的事情应当立即处理。如果你养成这样的习惯，你的时间管理会得到改善，甚至会有巨大的改变，你不会在一天结束时抱怨没有足够的时间做需要做的一切。

4. 注意你的身体及其需求。至少从椅子上站起来，伸展身体，至少每小时走动一次。

5. 关注你的核心。当你感到疲倦时，找一个安静的地方，闭上眼睛，深呼吸，然后再次集中精神。有些人发现，如果把注意力放在心脏区域，就更能心无旁骛。

6. 记住呼吸，因为呼吸连接着许多身体功能，如心率、血压和压力反应。每小时至少一次，做几次数到 10 的呼吸，例如：吸气保持数到 4，然后保持一秒钟，放松感受吸气的感觉，然后呼气保持数到 6。（呼吸速度以感觉舒服为宜，不要太慢以至于几次呼吸后会喘气。）通常，你的呼吸速度会伴随着一种平静的感觉从每分钟 14 次减慢到 8 次。

7. 记住你的终极目标，那不是为了赶最后期限，而是要创造充满快乐的一天。心理学家发现，过着最快乐生活的人会遵循过快乐日子的策略。任何让你真正微笑的事情都算是一次快乐的经历。

这些做法在工作场合外也很有效。然而，我们通常在工作日花费超过三分之一的时间在工作上，有时甚至更多（据估计，把工作带回家的白领平均每周在工作上花费 60 个小时）。在工作压力和要求下仍然保持自我意识是一项挑战。但是，这样做的好处是相当可观的：如果我们能保持精力集中，而没有被挤进典型工作日的精神"嘈杂"所累，那么就做到了真正地在行动中冥想，这是每个智慧传统的主要目标之一。抛开精神问题不谈，保持自我意识是疗愈生活方式的主要组成部分。

爱是最好的良药

研究表明，感觉被爱的人比那些觉得不被爱的人有可能拥有更健康的心脏，这一点非常重要。因为它将真正的科学置于我们所知道的事情背后：爱是所有情感中最健康的情感。爱在信任、快乐和同情心的层面上维持着生命，这是其他任何事物都无法比拟的。来自印度的伟大诗人泰戈尔宣称，爱不仅仅是一种情感，更是一种宇宙力量。一个孩子最残酷的命运是在一个无爱的家庭中长大，正如下面的故事深刻阐述的那样。

帕特里克今年刚刚三十出头，他不相信自己小时候受到过感情伤害。他只知道当母亲说爱他时，他不能指望得到她的拥抱，甚至是碰他一下。从很小的时候起，他就觉得母亲一直那么遥远。

帕特里克回忆说："我五岁的时候为了做扁桃体手术住进了医院。那天是情人节，我和病房里的其他孩子在一起。他们的母亲带着卡片和糖果来了，但我的母亲没有出现。不过那是个有趣的经历。我记得自己把脸转向墙壁，用枕头捂住耳朵，这样我就听不到其他孩子和他们妈妈的声音了。我怀恨在心多年，然后发生了一件奇怪的事。一天，我和妈妈正在吃午饭，我的好奇心占了上风，便问她那时候为什么不来医院看我，你知道她说了什么吗？"

"她告诉我，那天她来得有点晚，探视时间已经开始了，发现我蜷缩在床上哭泣。她说她安慰了我，但那部分我不记得了，只在心里留下了孤独和被遗忘的感觉。"

正如许多心理学家证明的，幼儿对自己的成长形成了强大的信念，但这些信念却并不总是与事实相符。医学界花了很长时间才不再相信，只有通过医学测试和诊断来衡量的事实才是健康的唯一组成部分。信念很重要，即使这些信念完全是主观的——我们都相信自己讲给自己的故事。这个故事从父母在我们童年时发出的信息开始。

帕特里克的父母给他传递了一条信息，那就是他凡事只能靠自己。由于他们的冷漠无情，所以才会把这当作是正常的事情。但孩子们需要感受到与充满爱心和保护欲望的父母的紧密联系。这是数百万年前进化过来的特征。在一个著名的实验中，小猴子和猴妈妈被迫分开，小猴子很快就在行为方面表现出不安、焦虑和缺乏安全感。当给了小猴子们一个用金属丝网制成的假妈妈，并在假妈妈躯干周围垫上垫子时，小猴子们立即爬了上去，紧紧地抱住以获得安慰。

对我们人类来说，即使我们有更高的能力去适应最恶劣的环境，但不良的关系也同样具有毁灭性的影响。在帕特里克的案例中，相信自己凡事只能靠自己导致了他心理上所谓的"松散的依恋"。用外行的话说，他并没有感到安全、有价值和受到保护。在他的心目中，不管是真是假，如果他有了麻烦，是没有人会来帮助他的。这是一个夸张的黑白概念——毫无疑问，他的父母听到这个会感到震惊——但孩子们基于不可磨灭的情感体验而产生的想法往往就是这样。

"在某种程度上来说我很幸运，"帕特里克淡淡地笑着回忆道，"在独立方面我很擅长。每个人都在评论我，说我在七八岁时就已经表现得像个小大人了。我很以之为傲。我之所以获得了巨大的成就，是因为成年人就是这么做的，而且这种情况持续了很长一段时间。"

当他十几岁开始约会时，帕特里克并没有填补他内心的空白，因为他不知道该怎么做。事实上，他对接近某人这样的事情感到陌生。小时候的经历让他坚信自己必须照顾自己，他去约会主要是出于不断增长的性冲动。女孩们对此也没有任何问题，但是如果她们开始想要更进一步，当这段关系接近正轨时，帕特里克就会找借口挑起一场争斗，或者对女孩子表现得非常冷淡，致使那个困惑而又受伤的女孩离他而去。

当他在大学里学习计算机科学时，帕特里克自我孤立的情感已经根深蒂固了，当然他照顾自己的能力是毋庸置疑的。但他没有意识到：他照顾好自己是因为他不相信别人会照顾他。他缺少培养、保护爱的榜样。

故事本可以到此为止。幸运的是，故事并没有这样结束。在研究生院，他遇到了一个与众不同的女孩子。帕特里克完全理性的世界观与一见钟情的爱情起了冲突。

"说实话，"他说，"我之前觉得一见钟情这些话只是陈词滥调。第一次见到弗兰时，她正在和朋友们聊天。我只在一旁注视了她一秒钟，但瞬间就被她吸引住了。我对她有些感觉。我鼓起勇气向她做了自我介绍。她微笑着，对我很友好。什么也没发生，但我到家之后满脑子里都是弗兰这个女孩儿。

"她同意和我出去约会，故事就这样开始了。我毫无预兆地变成了恋爱中的傻瓜。如果她计划有变而不能见我，我会感觉像要死了一样。我每天都恨不得掐自己一下以确信这是真的——我爱上了世界上最美丽的女人。"

毫无疑问世上有一见钟情的事情发生，也有大量证据表明爱情会产生强大的生理变化，但整个现象仍然是神秘的。神经活动的化学变化是否意味着帕特里克的大脑坠入爱河，或者说他本身坠入爱河了？在全系统方法中，两者是不可分割的。而在疗愈方面，有一些深层次的问题跨越了身心的界限：

爱是如何促进身体健康的？爱为什么能促进身体健康？

当迷恋变成永恒的爱，这对我们的幸福又有什么好处呢？

如果爱变得足够深，它会为更高的意识打开大门吗？

人类经验证明，爱在所有这些领域都有独特的力量，如果我们深入调查，就能找到问题的答案。

影响深远的爱

我们生活在这样一个时代，在这个时代这种压倒性的经历，一种改变某人整个存在的经历，被解释为生物化学。虽然人们可以采用复杂的脑部扫描和测量激素水平等研究方法，但是仍然缺少对坠入爱河意义的研究。这个意义包罗万象，就我们所用的术语来说，爱是一个全系统事件。研究表明冠状动脉对爱或者说缺乏爱的反应，只是冰山之一角。我们在遗传水平上有着深刻的进化印记。引用心理学家芭芭拉·弗雷德里克森的话："在我们大脑的某个地方，我们携带着一张标满爱意的地图。它是我们母亲的臂弯，我们最好的朋友的手，我们爱人的拥抱。当我们孤独的时候，我们把这些都埋在自己的内心。只要想到万一我们跌倒了，这些东西就会支撑着我们，我们就能得到一种平和的感觉。"

最重要的是，即使独自一人，静静地、被动地坐着，他也不是真正的孤独。在他心里，携带着一张从婴儿时期就经历过的所有爱意构成的地图。这也是一个全系统现象。一段爱意中的每一刻，都是一个微小的片段，随着它的变化和移动而被融入整个地图中。

如果想要了解这到底是怎么一回事，请在阅读以下语句时选出脑海中出现的第一个答案：

我妈妈很爱我。	是的	不是
我很高兴我父亲回来了。	是的	不是
我相信我现在状态很好。	是的	不是
我现在的人际关系很好。	是的	不是
我有一个很要好的朋友。	是的	不是
我喜欢情绪化。	是的	不是
我倾向于展示我的感受。	是的	不是
其他人相信我是安全的。	是的	不是
我是一个养育者。	是的	不是
我有自我归属感。	是的	不是

对于这些陈述不存在正确或错误的回答。但如果能不假思索地快速回答，给出你认为是"正确"的答案，你的回答就直接来自你心里爱和关系的地图。你可能会对你的反应感到高兴或震惊，而且我们将

向你展示如何多方面地改善你内心的地图。在这里，你只需意识到一个可能从未想过的内在形象（不是偶然的，而是"你是谁"的故事，这个故事涉及你的全部）是如何影响你的。

全系统方法可以预测有爱或者缺乏爱产生的多种影响，而且也确实如此。在生物化学方面，当某人坠入爱河时，他或她就会发生一些重大的变化。大脑中的多巴胺和 5- 羟色胺等神经化学物质水平会上升，而皮质醇和促卵泡激素等激素水平也随之上升。这是坠入爱河最早的变化，讽刺的是，后两个是由两性之间的性冲动所引起的压力。换句话说，为什么浪漫的爱情会带来快乐和痛苦？因为这是有化学基础的。莎士比亚在《仲夏夜之梦》中用一句名言"真爱之路从不平坦"直观地揭示了一个神经科学的事实。更有趣的是，随着年龄的增长，男性体内的睾丸激素水平下降，女性体内的睾丸激素水平上升，从而导致男女性情的变化，这使得丈夫与妻子随着年龄的增长而变得性情更加相似。

更深远的是爱对疗愈效果可能产生影响。免疫系统运作得好坏是一个关键因素，而且有充分的证据表明情绪会改变免疫系统。贾妮丝·基科尔·格拉泽博士和罗纳德·格拉泽博士对结婚时间平均长达 42 年的夫妇们进行研究，发现那些经常争吵的夫妇免疫反应下降。如果这一发现是对老年婚姻的悲哀定论，那么类似的论据随即应运而生。一项对正在蜜月期夫妇的研究表明，当受邀讨论婚姻问题时，那些表现出敌意和消极行为的新婚夫妇的免疫反应会降低。

到现在为止，读到这里，你不会再对身体因积极情绪或消极情绪产生的反应而感到吃惊，但这种反应的速度可能让你感到惊讶。哈佛大学心理学家大卫·麦克莱兰和他的团队进行了一项开创性的研究，要求学生观看一部关于特蕾莎修女在加尔各答贫民窟工作的电影，特蕾莎修女因照顾最贫困地区的被遗弃儿童而闻名于世。（作为对照，第二组学生观看了另一个主题的中性纪录片。）平均来说，观看特蕾莎修女电影的学生当场显示抗体水平增加，同时诸如血压下降等应激措施减少。

这一发现让人印象深刻，因为它展示了身体在此时此地对情感体验的反应，但麦克莱兰想知道，为什么这些学生中的一些人在观看特蕾莎修女的善行时，免疫反应却下降呢？作为后续研究，所有最初的研究小组都观察了一张一对夫妇坐在河边长凳上的照片。当被要求写关于这对夫妇的故事时，一些学生形容他们是相爱、互助和尊重对方的；而另一些学生则写了非常不同的故事，在故事中，这对夫妇是不快乐的、掌控欲强烈的和喜欢欺骗的。在第一项研究中，免疫反应下降幅度最大的学生恰好是那些在后续研究中写了负面报道的学生。这意味深长：我们内心根深蒂固的想法最终决定了情爱关系的具体内涵，即使这些想法与事实不符。相反，他们把自己的解释强加了进去。

回到帕特里克，他和弗兰进入了浪漫爱情的第一阶段——迷恋，这种状态下，关于爱的一切都是如此强大，以至于现实情况都为之发生了变化。你的爱人是世界上最美丽的人。在心爱的人面前，你快乐得好像在天堂一样。在爱的魔咒下，整个世界看起来更加光明，身边也包围着许多美妙的人，对一个严格的理性主义者来说，这些都是幻想。事实上，迷恋是暂时的，迷恋的陶醉会消退，如果幸运的话，它会让路给更稳定的爱情阶段。在这些后期阶段里，其他的神经化学物质，如内啡肽（天然鸦片剂）、催产素和加压素，会随着恋人的反复无常而遵循可预期的模式。但是坠入爱河仅仅是一系列化学反应吗？

理性主义者没有考虑到一个重要的因素。坠入爱河让我们接触到真实的自我，从而对生活有了更现实的看法。我们偶然而暂时地陷入了一种被伟大的神秘主义诗人所推崇的扩展意识状态中，他们将人类冲动的爱与神圣的爱联系了起来。波斯诗人鲁米欢欣鼓舞：

> 天哪，我发现了爱！
> 多么奇妙，多么美好，多么美丽！
> ············
> 我致敬
> 向引起和激发整个宇宙的激情
> 以及它所包含的一切。

毫无疑问，爱可以扩展到更高的维度，在那里整个人以最深刻的方式得到疗愈。身体和心灵之间的联系是不可否认的，在日常恋爱中也是如此。无论在何处感受到爱，以下体验都与之有关：

- 感觉焕然一新
- 内心层面的结合
- 感觉受到了被保护，有安全感
- 快乐、兴奋和振奋的情绪
- 更开放的心胸，将同情和怜悯延及他人
- 感觉身体变得轻盈
- 感觉到能量或光通过身体

神圣的爱所描述的情况和第一次发现爱的帕特里克的情况没有区别。他和弗兰的关系维持了不到一年，就像每个经历过迷恋阶段的人一样，他们有着不同的自我需求。在协调"我（主格）、我（宾格）和我的（所有格）"的要求时，如果还是沉溺于爱情本身，那么就会给爱情带来挑战。但是帕特里克学到了他一生中最宝贵的一课——他是讨人喜欢的，他也有爱别人的能力。

人类不是生物机器人。我们是为了追求人生意义而活，为了每一次经历的个人价值而活。身体代谢我们的经历，并将信息发送到每一个细胞，而心灵在它自己的领域，从感觉、形象、思想的角度处理我们的经历。没有什么东西能像人的心脏那样拥有融合爱与非爱的全系统效应，因此我们不能仅仅把它当成一个身体器官来对待。

对心脏的全系统展望

心脏提供了一个最好的例子，来说明全系统方法为何是最有意义的。心脏方面的疾病是美国男性和女性死亡的主要原因，这使得心脏病成为疗愈生活方式的主要目标。我们的心对情绪和身体的感觉非常敏感，对我们所有的选择几乎无所不知。然而很少有人真正意识到这一点。

在没有感到胸痛等令人担忧的症状之前，人们是不可能会考虑心脏健康的，对他们而言心脏健康就是在健身房做有氧运动。而其他疾病，比如乳腺癌，则会吸引更多的人关注，特别是在女性群体中产生更大的恐惧。但从统计上看，这种看法并不符合实际情况。美国女性每年总死亡人数中，死于乳腺癌的占 1/31，死于心脏病的占 1/3。抑郁和焦虑与诱发心脏病的风险增加有关。相反，积极的情绪水平越高，则心脏病发作的风险越低。保持心脏健康很重要。但在我们全系统方法中，身体器官只是故事的一部分，另一部分则与人的态度和观点有关。

即使有人认为纯生理方法已经足够，针对这个方法的另一面依旧没有研究透彻。例如，20世纪50年代初，有一项关于在朝鲜战争中负伤的年轻士兵心脏的研究。美国刚刚意识到一种流行的心脏病正在折磨着40～60岁的男人。没有人知道是什么导致了这些男性过早心脏病发作的惊人增长。当时还未流行主要归咎于胆固醇的说法，也没有降胆固醇的他汀类药物来预防心脏病。

在这种令人困惑的环境下，年轻士兵的心脏给人们讲述了一个残酷的事实。他们中有很高比例的人显示有相当多的斑块阻塞了冠状动脉。斑块是一种硬化的脂肪，与矿物质和结块的血液混合之后，可以切断心脏自身的氧气供应。当动脉被堵死时，心肌就会发生抽搐，进而导致全面的心脏病发作。据推测，斑块的形成需要几十年时间，这个过程逐渐增加了心力衰竭的风险。

然而，这些都是才二十多岁的男性，他们的动脉有的却像患有心脏病的老年男性一样阻塞严重。为什么会这样呢？同样不可思议的是，为什么心脏要等到一个男人到四十岁时才发病呢？这些问题至今仍然没有答案。动脉斑块与所有可能导致它的因素之间的关系极其复杂，包括饮食、血脂、压力、遗传学和冠状动脉血管壁的微观变化。

最明显的事实是，无论是士兵还是给他们做体检的医生都不知道发生了什么严重的事情（像血管造影这样的复杂检测是在未来几十年之后才出现的）。与心脏病相关的典型胸痛，即心绞痛，通常出现在病症后期，而且也有可能在无疼痛的情况下阻塞动脉——这种情况下的心脏病发作是非常突然的。不管疼痛存在与否，我们都需要遵循一种疗愈的生活方式。

即使有这么多悬而未决的问题，一旦被诊断出心脏病，经过与心脏病专家的短暂交谈和一系列的测试之后，典型的第一步就是给患者开处方药，以对抗高胆固醇或高血压。改变生活方式只是嘴上说说而已，有时甚至提都不提。患者追求节食和锻炼的动机起初并不强烈。一辈子所形成的习惯是很难改变的。如果病人的病情继续恶化，那么就需要实施某种外科手术了。最受欢迎的两种干预措施是血管成形术和冠状动脉搭桥术。血管成形术是一个"最简单"的对介入治疗的简略描述，这个手术在美国每年施行超过 60 万次。

血管成形术： 弊大于利吗？

什么是血管成形术？血管成形术是将一个小气球插入阻塞的心脏动脉中进行扩张。该理论认为，通过开放的动脉，血液可以更顺畅地流向心脏，从而降低心脏病发作的风险。这种手术通常使用金属丝网支架（一种短而窄的管子）以保持动脉开放。血管成形术的风险相对较低，推动了从 1986 年的 13.3 万例手术到 21 世纪的每年 100 多万例手术的巨大增长，形成了今天包括心脏搭桥手术在内的 1000 亿美元的产业。然而，和所有外科手术一样，血管成形术也有利有弊。

优点：这种干预对生理影响并不严重，只需要一根小金属丝，气球通过金属丝滑入动脉。很多时候人们别无选择，只能在心脏病发作后进行这种手术以求活下去。

血管成形术很快就能完成，而且患者不会有太多异常感受。

在医院观察一晚后，患者很快就康复了。大多数患者可以恢复正常的生活方式。

血管成形术的主要目的是通过缓解胸痛或针对焦虑而提供心理纾解，使心脏病患者感觉更好。这种目的一般都能达到。

缺点： 血管成形术不能从根本上治愈这种疾病，手术不得不反复进行，支架也需要定期更换。

预期寿命的显著延长通常不具有代表性，特别是在老年患者中。（在极端情况下，最近心脏病发作的患者是特殊例外）20 世纪 90 年代早期，首次血管成形术的临床试验显示，与药物治疗相比，选择血管成形术没有任何优势。

严重的直接风险是动脉斑块可能被气球清除，而这可能在手术中致使 1% ～ 2% 的病人心脏病发作（或者如果支架被放置在颈部阻塞的颈动脉中，则可能导致脑卒中）。如果气球充气过多，动脉就会破裂，同时也会存在感染的可能性。

血管成形术花费颇高，而且费用相差很大。花费往往与结果不成正比。2008 年美国心脏协会（AHA）年会上发表的一份报告总结说，血管成形术缓解了一些心脏病患者的胸痛，但"作为常规的初步治疗策略，其成本通常不能被大多数人所接受"。尽管有此结论，每年仍有 100 多万美国人接受心脏支架治疗。

一种更为严重的干预措施——心脏搭桥手术，是在进行心脏手术的同时让病人使用外泵维持循环。这增加了血管成形术的风险，而且成本更高。手术可能带来的典型性危害有：

- 心脏搭桥手术对病人来说更痛苦，而且患者需要更长的时间才能完全恢复。除了主要冠状动脉严重阻塞的特殊病例之外，实施这样的手术并不能显著延长寿命。

- 即便如此，由于很少有患者听从改善生活方式的建议，斑块可能在几个月内开始损伤移植血管（1960 年第一个成功接受搭桥手术的病人，其心绞痛症状仅缓解了一年）。

- 该手术的发明者错误地预测，搭桥手术将是一种罕见的干预措施，对心脏衰竭迫在眉睫的患者大有裨益。然而，目前美国每年进行的冠状动脉搭桥手术超过 50 万例。

在许多涉及血管成形术和心脏搭桥手术的缺点中，最突出的一个是：疾病没有从根本上被治愈。20 世纪 80 年代，哈佛医学院院长奥尼什博士的开创性研究最终表明，生活方式得到积极的改变不仅能预防心脏病，还能治愈心脏病。奥尼什的饮食、锻炼、冥想和减压计划，当时被认为是革命性的，它真正地疏通了阻塞的冠状动脉，这是所有逆转心脏病方法中的第一个成功案例。

以生活方式为基础的疗法仍然是唯一被证实的逆转高危心脏病人群冠状动脉斑块的方法。在那个时候，将冥想纳入这个项目被认为是大胆且有争议的——医学界仍然持有这样的偏见，即冥想是一种深奥的东方宗教实践，与"真正的"医学无关。现在以冥想疗法来治疗高血压、焦虑、失眠和其他疾病获得了人们的接受。但最初奥尼什的计划是非常严格的，要求参与者必须遵守饮食规则。例如，有一条规则要求把一天的脂肪摄入限制在最多两汤匙的量。

对于绝大多数没有被诊断出患有心脏方面疾病或心脏病还未曾发

作的人来说，寻找一种理想的生活方式，一种疗愈而不是简单预防的生活方式，仍然是没有止境的。奥尼什博士出版了许多从身心角度探讨疗愈的书籍。医学将继续把身体和心灵分开，但作为寻求疗愈的个体，我们承担不起这样的结果。最初的生活方式研究打破了心灵和身体之间的壁垒。没有他们，全系统革命就不可能发生。

每个人都会从中受益的一些与心脏相关的情感状态，包括：

同理心，让我们感受到别人的感受；

同情心，激发我们去表达爱心；

宽恕，可以抹去过去的怨恨和伤痛；

牺牲，让我们把别人的利益放在自己的利益之上；

奉献，激发对更高价值的崇敬。

这些状态都不是心脏病学术语，但它们在医学上能产生一定的影响。下一章，我们将阐述近期的突破性发展是如何改变心脏的。但在这里，我们要重申爱的疗愈价值。当人们感到被爱的时候，就会神采奕奕，人们感受不到爱的时候，就会萎靡不振。爱会增加一个人的自尊，从而更好地与自己相处。爱还可以缓解压力、焦虑和抑郁，从而减少慢性炎症和许多与年龄相关的疾病，如心脏病、糖尿病、阿尔茨海默病等的风险。爱是一种意识状态，而不是生活方式。归根结底，重要的不是我们的选择，而是保持疗愈状态的意识。

— 第 4 节 —

心脏的生命线

心脏病和情绪有关这一事实只是复杂情况中的一个方面。普通感冒只有一个病因——感冒病毒，冠心病却不是这个样子，它被没有起主导作用的一团危险因素包围着。看似面临相同风险的两个人，其中一位可能会患上心脏病，另一位却可能会逃过一劫。这可能会让人感到惊讶，因为在单词联想游戏中，大多数人听到心脏病发作时首先想到的词就是胆固醇。预防心脏病的运动在降低血液中胆固醇水平的药物上已经花费了数十亿美元。即使在由奥尼什首创的已被验证可以逆转冠心病的非药物治疗方案面前，依然有占比很高的病人选择使用药物。我们的目标是激励你追求一种疗愈的生活方式，但人们已习惯于不经思考就依赖医生和药物。就冠心病而言，关注胆固醇从来就不是最健康的方法，因为这并不能完全解决一种复杂的疾病。

有关冠心病的风险因素问题完美地说明了全系统方法的巨大优势。如果心脏对你的生活方式包括人际关系和情感生活有反应，那么保持心脏健康就应该是全方位的。让我们从勾勒风险是如何形成的开始。正如我们在之前提到的，医学史上最大的谜团之一是 20 世纪 50 年代袭击美国的早发性心脏病的流行。当时传统上认为心脏病是相当罕见的。世纪之交，美国著名的外科医生之一，约翰·霍普金斯医学院的威廉·奥斯勒宣布，一名全科医生每年可能只会遇到一例心绞痛病例。而在 20 世纪 50 年代，医生每周或每天都会遇到抱怨胸痛的病人（主要是男性）。1900 年，肺炎是美国人的主要死因，当时人们的平均预期寿命是 47 岁。而到了 1930 年，心脏病已成为美国头号疾病，而且此后一直居于首位，此时人们的平均预期寿命为 60 岁。

中间这段时间发生了什么？通常的解释是因为人们的寿命更长了，所以心脏病的发病率随着年龄的增长而急剧上升。随着寿命的延长，一种一直普遍存在的疾病正在被揭开面纱。更好的卫生条件在延长人们的寿命方面发挥了重要作用，而传染病的微生物理论形成了更好的预防机制。即使人们对抗生素特别是青霉素的使用大大减少了传染病的发生，也没有人预料到在第二次世界大战后，40～60 岁的男性因心脏病发作而死亡的人数（预先考虑的范围）会攀升到令人震惊的高度，导致这种流行病在 20 世纪 60 年代中期达到了高峰。从那以后尽管我们的预期寿命一直在增长，但死于心脏病和脑卒中的人数却在稳步下降。

风险疑云

心脏病死亡人数的持续下降不仅仅是控制胆固醇的结果，还有以下这些重要的因素：

- 许多心脏病的发作是由心脏感染（急性心内膜炎）引起的，可通过血液测试或超声心动图检测并采用抗生素治疗。一些研究者认为这一因素在减少心脏病发作死亡中起主导作用。
- 有人在心脏病发作后，得到了医院较好的治疗提高了存活率。

· 结合上述情况，发现有心脏感染的患者可在医院接受治疗，如果他们碰巧因感染而发作心脏病，相对来说在医院活下来的概率会更高。

人们没有看到的是，形成风险的因素有所改善。总结如下：

· 哈佛大学著名心脏病学家保罗·达德利·怀特，在 1955 年艾森豪威尔心脏病发作后被任命为这位总统的医生。怀特认为美国饮食结构的改变是导致心脏病流行的主要原因。在大萧条之前和大萧条期间，因为收入低，所以大多数美国人吃很多蔬菜和少量的肉类。随着战后的经济繁荣，富含肉类的高脂肪饮食出现了前所未有的增长。

· 怀特被认为是首先推动预防心脏病的人，他还指出，随着美国人在生活中坐着不动的时间越来越久，增加体育锻炼对健康会很有好处。

· 怀特强调的第三个因素是控制体重。

· 后来，随着对压力的理解进一步加深，A 型性格的概念进入了流行文化。心脏病发作与 A 型性格有关，A 型性格具有严格、要求高、驱动力强、完美主义等特点，而 B 型性格则更放松、更容易接受，通常也不去苛求什么。

· 当人们关注烟草的不良影响时，毒性也随之进入了考量。虽然肺癌是主要靶点，但人们也发现吸烟迟早会攻击血管内壁，包括冠状动脉。

· 心脏病发作的男、女性别差异在很大程度上归因于雌激素的作用，因为雌激素能保护妇女在绝经前不患心脏病。

· 高血压通过对冠状动脉内膜施加压力，加剧脂肪斑块沉积的裂缝，从而加重心脏病。

这些风险并不仅仅是胆固醇（细胞结构所必需的一种化学物质）的问题，所以表面上看来，我们饮食中的一个因素似乎是唯一的罪魁祸首。顽固的愤世嫉俗者喜欢指出制药公司推销药品所赚取的巨额利润，或者美国人在寻找能立即解决问题的药丸时的"银弹"思维，当医生知道冠心病是一种具有多种预防途径的复杂疾病时，他们更倾向于给患者开一种降低胆固醇的药物。

然而，愤世嫉俗并不能带来解决方案，控制风险因素仍然很重要。尽管存在不遵守规定的问题，但现在越来越多的美国人过着对心脏有益的生活：经常锻炼；减少食用脂肪和糖（现在有人怀疑，后者可能比饱和脂肪更危险）；冥想和做瑜伽；不吸烟。

我们将在下一章讨论这些预防措施，包括胆固醇并发症的预防措施。让胆固醇成为罪魁祸首和降低胆固醇成为灵丹妙药，这是没有根据的。北美的医疗诊所，对四个大型一级预防试验进行了荟萃分析（即一项检查多项研究）后，1994 年提出，在采取降低胆固醇的治疗之后，非致命性心脏病发作和致命性心脏病发作概率可能分别减少 24% 和 14%。

我们对"灵丹妙药"的成瘾性如此之强，以至于像他汀类这种被广泛使用的降胆固醇药物，被吹捧成一种解决方案。当然，他汀类药物可以显著降低心脏病发作或脑卒中的风险。2016 年，英国著名医学杂志《柳叶刀》的一篇文章声称，在英国，他汀类药物每年可预防

8万例心脏病发作和脑卒中。但是相对风险和绝对风险之间的差异却被隐藏在视线之外。

假设医生根据所进行的风险评估告诉你,服用药物可以降低50%的心脏病发作风险。这听起来令人印象深刻,但如果患心脏病的绝对风险一开始只有10%,那么只是降低到5%你就不会留有那么深刻的印象了。与"降幅5%"相比,"降幅减半"听起来更激动人心,这就是为什么制药公司往往只给出相对风险的改善。(对一些人来说,这种相对风险的降低至关重要。事实上,鲁迪来自一个有着严重早发性心脏病病史的家庭,他服用他汀类药物作为必要的预防措施,以使他的低密度脂蛋白,即坏胆固醇,保持在60以下。家族史可能指向一种基因风险,除非用降低胆固醇的药物干预,否则这种风险是无法抵消的。)

医学研究者对同一数据提出了不同的观点。在2009年1月写给《新英格兰医学杂志》的一封信中,纽约市圣卢克·罗斯福医院的大卫·H.纽曼举了一个显著的例子。最近,一项荟萃分析显示服用他汀类药物有相当大的益处,这一结果鼓舞了医学界:

全因死亡率的相对风险降低幅度(20%~30%)是不准确的。5年内相对风险降低了12%。这一数字意味着,每417名服用他汀类药物的患者每年会有一人活下来,或每83名接受5年治疗的患者中就有一例死亡。在这项荟萃分析中,绝大多数受试者已经确定患有冠心病,而对照组受试者的死亡率(9.7%)则相当高。

服用他汀类药物确是有益的,但在风险较低的患者(即目前接受他汀类药物治疗的绝大多数患者)中,这种益处很小。应明确告知患者，以便他们根据自己 5 年内的死亡风险，同时考虑到这些药物的已知危害和成本，去了解他们从他汀类药物治疗中获益的机会。

每个人，无论是大众还是医生，都喜欢听有关心脏病发作风险降低的好消息，而且很容易忘记相对风险和绝对风险之间的差异。从绝对意义上来说，对于已经确诊为冠心病的患者来讲，风险并没有降低多少。在五年的时间里：

96% 的人没有看到任何好处；

1.2% 的人幸免于致命的心脏病而延长了寿命；

2.6% 的患者通过预防心脏病复发而获得帮助；

0.8% 的人通过预防脑卒中得到帮助；

0.6% 的人受到糖尿病的伤害；

10% 的人受到肌肉损伤的伤害。

这些发现与一般结果一致，这个研究还发现他汀类药物能降低心脏病人的绝对风险，但平均降低率只有 3%，这与公布的相对风险可以降低 20% 的数据差别很大。

美国心脏协会认为服用他汀类药物总体来说是有益的。为了支持这一观点，《柳叶刀》杂志 2016 年的一篇综合性报告显示，如果连续五年服用他汀类药物，每年增加的他汀类药物剂量可以降低心脏病和脑卒中等重大血管疾病的风险。总的估计表明，如果 1 万人在这五年内用他汀类药物降低低密度脂蛋白胆固醇，将有效预防其中 1000 例血管类疾病。换句话说，绝对收益为 10%。对于像鲁迪这样有严重家族史，要求保持低密度脂蛋白水平的人来说，这个益处足以证明服用这种药物是合理的。但对于风险较低的人来说，还需要用药吗？目前政府的建议是，在与你的医生进行风险评估以后，如果你的心脏病风险超过 10%，并且年龄在 40 ～ 75 岁，那么应该服用他汀类药物。

尽管他汀类药物被公认为降低胆固醇的黄金标准，但它绝不是万无一失的。两项已发表的研究发现，在他汀类药物使用者中，斑块的钙化实际上增加了，反倒促使他们心脏病的发病率上升。一项对6600 名未确诊为冠心病的男性进行的研究显示，服用他汀类药物的男性钙化斑块的患病率和程度比未服用该药的男性高出 52%，其研究结果发表在《动脉粥样硬化》杂志上。他汀类药物还可以与普通的降压药、血液稀释剂以及抗生素一起发挥作用。育龄妇女服用他汀类药物时必须同时服用避孕药，否则他汀类药物可能导致新生儿存在缺陷。

让我们撇开是否值得服用长达五年的他汀类药物，先计算一下成本和可能的副作用吧（肌肉疼痛是最常见的，而且这种疼痛会随着年龄的增长或服用其他与心脏相关的药物而加剧）。大众对一个更重要的统计结果还不太了解：服用他汀类药物并不一定能延长寿命。考西克·雷博士和他的同事 2010 年发表在《内科学档案》上的一项荟萃分析指出，他汀类药物对各种原因致死的死亡率没有影响。他汀类药物是通过控制一个危险因素起作用的——降低血液中的低密度脂蛋白胆固醇水平，低密度脂蛋白被认为是"坏胆固醇"。然而，低密度脂蛋白水平并不能显著影响一个人寿命的长短。人们必须考虑诸如炎症和钙化倾向等其他因素的影响。

毫无疑问，冠心病的风险疑云令人困惑，而且当我们选择生活方式时，也没有被告知哪种风险是关键因素。是饮食中的胆固醇还是工作中的压力？是因为整天坐在电脑前还是因为超重？这些风险也无法拯救另一个关键因素——随着年龄的增长，人们进入了最容易得心脏病的几十年，而且也更倾向于减少诸如坚持身体锻炼、遵循健康饮食和保持理想体重的努力。（盖洛普在 2015 年对 33.5 万名美国成年人进行的一项民意调查显示，51.6% 的人说他们每周至少锻炼三次，每次 30 分钟。但这并不能真正达到政府建议目标，政府建议每周进行 150 分钟中等强度到高强度的体育锻炼，再加上两次或两次以上锻炼所有主要肌肉群的力量锻炼。根据目前疾病控制和预防中心的数据，只有 20% 的成年人符合这一指标。最喜欢体育锻炼的人有以下特征：年龄在 18 ～ 26 岁，年收入超过 9 万美元，居住在美国西部，而且是男性。同时研究显示只有五分之二的肥胖者每周至少锻炼三次。）

在全系统方法中，我们希望清除风险谜团。首先，让我们停止孤立心脏，不能再把它当成是一个脆弱的和必须引起我们持续关注的器官了。从宏观角度来看情况大不一样，根据美国和欧洲的统计，一个已经 65 岁的人平均还能再活 19 ～ 20 年。这个平均值对男性和女性都适用，但如果有人因贫穷、吸烟或其他原因过着不健康的生活，寿命的延长时间会有明显变化。然而，如果有人问第二个问题：这些寿命延长的时间中有多少年是健康的？那么答案令人震惊：大约一半。65 岁的男人通常会有 11 年的健康生活，而 65 岁的女人则略短。虽然人们对健康这个词的定义各不相同，但总的来说，这段时间是生活质量逐渐下降的十年。归根结底，这是我们需要改进和预防的，一种治疗心脏病的方法会让我们牢记保持生命健康的重大目标。

心率变异性（HRV）

如果我们想找到有利于整个身体系统的疗愈方法，我们需要更坚实的基础，让我们从被称为心率变异性（HRV）的测量开始。心跳的典型声音犹如持续的鼓声，先是一个微弱的节拍，接着是一个强烈的节拍：噔、咚，噔、咚。事实上，一颗健康的心脏是灵活多变的，并能根据情况改变其节奏。马拉松运动员跳动的心脏与印度瑜伽修行者冥想时几乎停止跳动的心脏有很大不同。在更微妙的层面上，我们的心脏会对日常压力的刺激做出反应，即使是最轻微的压力。如果我们很紧张，心跳就会变得像稳定敲击的鼓声，快速而均匀。从医学角度来说，这意味着心率变异性很低，并不是一件好事。在糖尿病患者当中，心率变异性低与心脏健康状况差有很大关系，甚至会增加心脏性猝死的风险。

当心脏在心跳速度较快或较慢（取决于身心经历了什么事情）的可变范围内反应时，心脏就会发生高心率变异性。就其本身而言，人类的心跳速度约为每分钟100次，但负责整个身体无意识过程的自主神经系统的作用将其降低到每分钟70次左右。平均来说，这是一个理想的静息速率。但归根结底，神经系统的作用才是最关键的。

当心率变异性高时，自主神经系统处于平衡状态。通常情况下，那些可导致急性应激反应以及压力反应的信号会被促进休息和放松的信号所控制。当心率变异性较低时，它不仅可以指向心脏问题，还可以提供其他关于癌症、糖尿病、脑卒中、青光眼等病症的诊断线索。这些作用的深远影响引起了自主反应研究者的兴趣。例如，我们可以通过对眼睛施加压力，或者摩擦颈部两侧的颈动脉来干预和减缓心脏跳动。

随着监测血压、心率和其他生命体征的可穿戴设备的出现，心率变异性成为衡量一个人压力感的最佳单一指标。通过简单的深呼吸或几分钟冥想，我们就可以提高心率变异性，同时减少压力反应。可穿戴设备可以监视和验证变化，如此一来，主观和客观融合在一起，就像它们在身体和心灵结合中所做的那样。

假设你要去上班但是马上就要迟到了，所以赶紧冲出家门。早上天气非常寒冷，发动车子，却发动不起来。在那一刻，现实的两面都开始产生影响。客观方面是外部的压力：车没电了，这会导致身体的客观变化，像肾上腺素和皮质醇这样的压力荷尔蒙很可能会产生作用，大脑的情感中心（杏仁核）会表现出高度的活动性，血压可能会升高，心率也会加快。所有这些都是身体压力反应的典型特征。主观方面，反应范围是如此的多变，以至于人们无法预测。比如说，如果你刚参加工作的第二个星期就被解雇了，这对你将是一场灾难，你可能会惊慌失措。但是如果是另外一种情况，比如你是这个公司的老板，那你就会觉得这只是日常生活中的一个小插曲而已。在日常小压力的范围之外，改变一个人生活的主要压力会引发从悲伤、难过到极度恐惧、抑郁、自杀倾向等各种情绪。

奇怪的是，整个身体系统是如此的敏感和精力十足，一切都在它的掌控之中。但归根结底，起到关键作用的还是主观因素，我们对压力的感知和理解决定了压力对我们的影响有多大。一块没电的汽车电池可能会引发一场事故，也可能什么用都没有。那么严重影响我们内心活动的衡量标准是什么呢？这个问题非常重要，因为就危险因素而言，低心率变异性与许多心理和生理疾病有关。作为精神疾病的标志物，低心率变异性都会或多或少地出现，无论是抑郁症还是广泛性焦虑症、创伤后应激障碍、双相情感障碍和精神分裂症。我们的心脏遭受着心灵压力之苦。在生理方面，低心率变异性与炎症有关，它为一系列疾病打开了大门，这再一次表明低心率变异性可能是疾病的标志，这些疾病似乎与其他疾病如癌症、糖尿病和心脏病等之间没有关系。

很明显，增强心率变异性是好的——这在医学上是得到肯定的。实现这一目标的直接方法是我们已经提到过的冥想和其他沉思练习。如果回头看前面关于身心路径的插图，会注意到心脏位于肠区发出的"自下而上"信息和大脑发出的"自上而下"信息的中间位置。对于正在寻找负责双向传递信息的特定解剖部位的生理学家来说，他们最关注的是迷走神经，所以让我们来更加认真地研究一下它吧。

刺激迷走神经

迷走神经一词起源于拉丁语，意为"游荡"，这就是迷走神经的主要作用。它是从大脑直接分支扩散到全身的十二对脑神经之一。迷走神经从大脑游走到肠道，沿途均有站点，主要站点位于心脏和肺。它的主要职责是调节心脏、肺和消化等功能。迷走神经是身体中最长的神经，它有两个主要的分支，从脖子的左右两边向下分布。迷走神经可以说是从肠道到大脑的内在神经。这些信号是由肠道微生物群产生的，肠道微生物群是居住在肠道内的细菌。肠道微生物群包含的基因是人类基因组的 200 倍（400 万 VS. 2 万）。

在关于神经的许多作用中，有一个重要的区别：一些神经从大脑发出信号（传出神经），而另一些则将信号传回大脑（传入神经）。由于迷走神经有无数的小分支，几乎可以到达每个器官，所以它负责80%～90%的传入冲动。通俗地讲，这意味着身体信息高速公路沿线的感官信息（特别是疼痛和压力影响）是沿着这条神经传递的。结果，当迷走神经活动少时，许多事情可能就会出错——活动减少会导致感染、类风湿关节炎、狼疮、肠易激综合征、结节病（一种不明原因的疾病，可导致淋巴结肿大）、创伤、抑郁和压力等增多。刺激迷走神经会对你的心跳和心率变异性产生即时影响。

现在已经习惯了这些跨越身心边界的疾病清单了吧。迷走神经在这里是一条双向通道，在肠道和大脑之间来回传递信号，这一点非常重要。它调节着肠道与大脑之间的反应，而这在炎症反应中可能非常重要。公开发表的研究结果表明，冥想和各种沉思练习可以通过刺激迷走神经从而减轻炎症，进而改善免疫反应。

刺激身体上的迷走神经实验足以明证。这需要外科植入一个小小的靠电池电力运转的发电机，其大小和手表差不多。这通常作为门诊手术进行，植入物会被塞进左锁骨下方的空间里。一根金属丝从迷走神经左侧分支下行的地方进入颈部，金属丝进入颈部之后就会环绕在神经周围。当发电机打开时（有从弱到强的各种挡位），它会发出微弱的电脉冲刺激迷走神经。

从传统的医学训练来看，让人心醉神迷的是迷走神经被刺激后可能带来的巨大好处。目前，至少有对32种疾病的研究正在进行中，并显示出积极的结果，包括酒精成瘾、不规则心跳（心房颤动）、自闭症，以及各种行为失常的生理和心理疾病，如心脏病、情绪障碍（抑郁和焦虑）、各种肠道疾病、上瘾症、阿尔茨海默病等。到处"游走"的神经连接大脑和身体的许多部分，这意味着它可以从整体上对患者起到治疗作用。

　　关于迷走神经的突破性发现来自神经外科医生、分子医学专家凯文·J.特雷西。特雷西博士认为，人体的免疫系统一定是为了保持体内平衡，即身体的整体平衡而进化的。当炎症作为正常免疫反应（即所谓的炎症反射）的一部分而发作时，身体就会失去平衡，从而进入愈合模式。有一些特殊的化学物质可以调节这种由细胞核控制的反射。一个重要的炎症标志物是一种被称为细胞因子的化学组。众所周知，细胞因子可能会超出正常范围，当这种情况发生时，人们就会出现急性或慢性炎症。以此类推，身体进出的火星不但不会熄灭，反而会燃烧起来。

　　长期以来，人们一直认为免疫系统会自行调节炎症反射，但从2011年开始，特雷西和他的同事们发现，一种叫作乙酰胆碱的大脑化学物质或神经递质参与了调节细胞因子数量的动作。他们特意将乙酰胆碱与脾脏中的记忆性T细胞连接了起来。这条信息传递所走的"高速公路"就是迷走神经。（2014年5月，《纽约时报》星期日杂志刊登了特雷西一篇标题很贴切的文章简介——"免疫系统会被入侵吗？"）

　　特雷西和他的团队在2012年发表的一篇论文中展示了刺激迷走神经的治疗效果，该论文揭示了类风湿性关节炎症状的改善，而类风湿性关节炎对传统药物治疗是有抵抗力的。这一结果为许多领域的研究打开了大门。突然，"脑—肠"轴成为内科医学中最热门的话题之一。疾病的范例现在正经历彻底的修正，修正总是朝着将身心视为整体系统的方向进行。

　　例如，数以百万计的人患有肠易激综合征，也称之为痉挛性结肠、神经性结肠或黏液性结肠炎。这种疾病让人十分痛苦，不仅会导致严重的腹痛和不规则的排便，而且还会导致病人在心理上痛苦万分，因为你不知道这些不可预知的症状何时会发作。在被视为单纯的局部肠道问题时，肠易激表现为一种导致肠道区域过敏的炎症——轻微刺激就会发作。

现在随着迷走神经的发现，这种疾病的模式也随之发生了改变，不同的大脑区域被牵涉其中，如体感皮层、岛叶、杏仁核、前扣带回皮层和海马体等。输出和传入的神经信号都沿着"脑—肠"轴传递，一旦大脑被激活，情绪和压力反应就有了一个主要的出口。这有助于解释为什么肠易激综合征的许多患者发现自己要去做心理治疗，就是因为他们日常生活中的功能障碍使他们太过焦虑和沮丧。

然而，由于我们知道肠易激患者存在异常的脑信号，所以再去把他们疾病的生理和心理方面分开已经没有意义了。迷走神经植入术是治疗这种疾病的主要乐观原因之一，因为它能增强"脑—肠"轴的活动。同样即将出现的还有无需手术就能刺激迷走神经的可穿戴设备，它能通过皮肤发送微弱的电脉冲，而皮肤上的神经则与诸如耳朵周围的迷走神经紧密相连。

迷走神经是令人信服的且坚持唯一身心观点的例子——实际上，它是心脏承载生理和心理事件信息的生命线。一个完全无创的可替换方案就是冥想，长期以来它已被证明可以减少压力。有一个关于冥想者的传闻，说他们的易激肠道在冥想后变得好起来了。大脑直接影响免疫系统中的 T 细胞，这个突破性的发现令人震惊，甚至连这一领域的专家也这样认为。医学院的教学总是把中枢神经系统放在一个隔间里，把免疫系统放在另一个隔间里。现在有人觉得，刺激迷走神经的生活方式有几十种可供选择。这是拼图游戏的关键部分，表明免疫系统是与大脑相连接着的，它不是一个孤立的系统。但我们一定不能被所有这些生理证据带到错误的方向上去。疗愈不仅仅是身体方面的控制，关键是意识方面的控制。

意识和炎症

我们一直在说无法改变那些我们没有意识到的东西。对许多慢性疾病包括冠心病来说，一个关键的环节，也许是最终的答案——炎症，似乎是很难或不可能察觉到的。就心脏内部产生的变化而言，最初的影响是微乎其微的，需要在医学方面做点说明。动脉内光滑的表面被称为内皮，它之所以光滑并不完全停留在外表。内皮细胞是动态的和活跃的，分泌化学物质用来驱除对它有害的毒素，比如人们吸烟所产生的残留物。与水管不同的是，血管会通过扩张和收缩来改变流经它们的血液量。在心脏类疾病中会出现形成僵硬斑块的问题，但根本问题是动脉粥样硬化，通常被称为动脉硬化。

就像秋天聚集在水沟里的树叶一样，当冠状动脉的内皮层开始出现裂缝时，漂浮在其中的少量低密度脂蛋白胆固醇就会被卡在其中，脂肪沉积会随着钙的积累和微小的血凝块而慢慢变硬。随着时间的推移，冲进去处理动脉壁内低密度脂蛋白胆固醇的白细胞也会变成斑块。（动脉粥样硬化不仅限于冠状动脉，而是一种全身性疾病。脑卒中的潜在可能性通常与颈部颈动脉的斑块有关。）众所周知，高血压、吸烟和高低密度脂蛋白水平是导致斑块产生的原因。

但这并不是疾病的起源。在显微镜下，动脉粥样硬化的最初症状似乎是因动脉肌肉细胞中的脂肪条纹而引起的。这些脂肪条纹明显出现炎症，内皮层的裂缝是从炎症发展出来的。没有人知道脂肪条纹起源于何处，但似乎在遵循传统预防措施的时候，这种疾病已经远远超过了它的最初起源阶段。然而在脂肪条纹和裂缝之间的罪魁祸首——炎症，就是我们的攻击对象。

发炎是个彻头彻尾的全系统问题。但是如果我们在日常生活中无法察觉到炎症，又怎么知道该做些什么呢？与急性炎症（如烧伤或伤口）引起的发红、肿胀和不适不同，初级慢性炎症很少有明显症状。炎症的标志物，特别是细胞因子，会出现在患有动脉粥样硬化的动脉壁上。意识可以起到重要作用的地方是压力区域，有充分的记录显示，压力会导致炎症。

冥想通过在大脑无意识自主反应水平上发挥作用来减少压力。但是当自我意识变得强烈的时候，无论是通过冥想还是其他途径，我们都会开始回到使整个系统处于一种低水平压力反应中的消极输入状态。尽管化学反应很复杂，但破坏性事件的链条很清楚：

压力 ⟶ 炎症 ⟶ 动脉粥样硬化 ⟶ 冠心病

如果这一连串事件中的第一个环节是自我意识，那么剩下的环节要么是可以预防的，要么是可以减少的，这样治疗就变得更容易了。前文中，我们给出了一些关于如何在工作中保持自我意识的建议。但是自我意识会被各种各样的东西所阻碍，以工作场所为例：

· 最后期限的紧张会导致一定程度的压力，这种压力是长期存在的，我们通过排除压力来适应它，最终使之正常化。但我们的细胞没有这种阻断机制，仍逐渐受到伤害。

· 在平常工作日的持续需求之下，心率变异性受到影响。

· 人们在现代工作中久坐不动的习惯——其中许多工作需要花数小时在电脑前——削弱了肌肉张力，加剧了肥胖症的流行。

- 日常工作中的重复会使人头脑迟钝，情绪低落。
- 工作场所的人际关系紧张会使人产生怨恨、愤怒、嫉妒和焦虑情绪，而这些情绪最终会被推到视线之外而不是被真正解决掉。
- 未表达的负面情绪和紧张情绪沿着迷走神经在大脑、心脏和肠道之间来回传递，造成器官功能减退，通常表现为胃部紧绷、肠胃不适、便秘和其他炎症。

　　这些工作场所的压力源提供了一个典型的例子，说明"正常"的生活实际上是如何阻碍疗愈的，并且在工作场所之外的家里也存在类似的压力源。然而，不管功能失调的速度有多慢，整个系统都在付出稳定的代价，而且这个代价还在每天一点一点地上升。当我们去上班的时候，是带着50万亿个细胞去办公室的，所以它们的健康最终决定了我们的健康。

　　炎症是一个复杂的问题，主要发生在隐藏的细胞层面，但压力反应却是我们在日常生活中可以控制的。具有讽刺意味的是，这却是大多数人最不注意的因素。他们通过节食和锻炼来改善生活方式，却同时又过着快节奏、高要求的生活，而这样的生活正是问题的核心所在。我们疗愈旅程的下一步是去看看压力和疗愈反应是如何在最深层次上联系在一起的。

摆脱疲于奔命

这几十年来"压力"成为家喻户晓的词汇，大多数人还是不理解什么是压力——这不是他们的错。问问自己，以下哪些事会让你感觉压力过大：

- 离婚
- 彩票中奖
- 去度假
- 生孩子

正确的答案是"以上全部都是"。 我们可以把压力定义为触发身体压力反应的任何输入。从心理学角度来讲，无论是对未来的焦虑还是对过去的悔恨，都会对人们产生压力。我们可能会把糟糕的离婚看作是一件消极的事情，而把彩票中奖看作是一件积极的事情，但是低位脑干却不这么认为。低等动物或爬行动物的大脑，是地球上生命早期阶段的进化遗传，带来了我们祖先的紧急应激反应。各种各样的日常经历，从生孩子到失业，从家族史上的抑郁症到拉斯维加斯的银行抢劫，都会让人感到压力重重。专家们称之为"良性压力"，

（eustress，希腊语前缀 eu 的意思是"好的"或"良好的"），这表明压力源是一件快乐的事件但它仍然造成压力。

在疗愈方式中，我们必须解决随着时间积累起来的压力，因为这种积累大多数是我们看不见的，并且积累得非常缓慢，所以说压力管理和生活管理之间真的没有区别。例如，尽管生孩子是一件快乐的事，新妈妈们却说抚养婴儿让她们感觉压力巨大，而不会把这漫长的哺育当作一场惊喜。我们要适应生活中的压力和痛苦，无论好的坏的都要顺其自然，因为我们别无选择。尽管父母在生理和心理上都承受着巨大的压力，但还是需要去爱护和养育婴儿。

全系统方法告诉我们，仅忍受压力是远远不够的。每个过来人都会向新父母保证，婴儿早晚有一天不会在半夜把你吵醒，不会再长乳牙，也不会永远都是可怕的两岁小孩。这一切都是真的，但总有一些压力摆在我们面前，这就是真实生活。因此，处理压力包括两个方面：从身体系统中清除旧压力源的残余，同时防止新压力源的影响过于严重。这两个步骤在生活管理中都占有重要地位。

处理急性压力

有些突然发生的事情会让我们瞬间压力巨大——这就是所谓的急性压力。被炒鱿鱼就是这样的例子，我们都经历过失业，这是数百万人深感恐惧的事情。我们也经历过处理这种危机的自欺欺人的方式。有一部分人只是回避和分散自己的注意力，寄希望于时间治愈他们的伤口。例如，精神病学研究发现，面对急性压力最常见的行为是花更多时间看电视（现在将更新为不间断玩电子游戏），这种情况在被解雇的年长蓝领工人中已成为一种普遍现象，而且往往是永久性的。由于50岁以上的白人男性的鸦片制剂成瘾率较高，自杀率也惊人，分散注意力显然不是对抗急性压力的有效方法。

生活中，当我们受到急性压力打击时，比如糟心的分手经历或者潜在的严重疾病确诊等，一定程度地回避和分散注意力是自然和良好的。时间不是彻底疗愈的良药，但它可以使打乱的情绪恢复平衡。在一段时间内，转向令人心情愉快的食物，"化情绪为食欲"在情感上是说得通的。但最终我们需要以积极主动的疗愈方式来应对急性压力，否则可能会带着持久的创伤、不好的记忆、自卑和其他伤害黯然离场。

疗愈的方法实际上是通过生孩子的情况来证明的。母亲生完孩子后，大脑会产生更高水平的多巴胺和催产素，这两种化学物质与情绪高涨甚至是狂喜有关，就像一个人所经历的任何快乐或奖励一样，让我们想再次得到它。2008年贝勒大学的莱恩·斯特拉森主持了一项发表在《儿科学》杂志上的研究，该研究表明，当新妈妈看到自己的孩子感到愉悦时，大脑中那些可以被可卡因激活的区域此时会被激活——这是一种自然兴奋。有趣的是，只要母亲对自己的孩子感到自信和安全，通过衡量母亲大脑中的快乐信号，就可以看出，看到一个婴儿或快乐或悲伤的脸庞都会令人感到愉快。相比之下，那些对哺育新生儿感到压力过大的母亲，当婴儿哭泣的时候，母亲大脑中与疼痛和厌恶相关的同区域就会被激活。事实证明，母亲所承受的压力水平会对她和婴儿之间的互动以及婴儿自身大脑的发育产生巨大的影响。

新生儿出生时给父母所带来的压力并不会简单地消失。在接下去一年或更长的时间里，父母双方都生活在混乱之中，包括疲劳、脾气暴躁、睡眠不好和失去控制感等典型的急性压力症状也会随之出现。研究压力的专家指出，生活中越来越多的不可预测性以及失控的感觉，导致急性压力变得越发严重。很明显，失去工作会使稳定的收入和从事好工作的自豪感反转，既没有用以自豪的成就感，也不知道未来会是什么样子。抚养孩子的情况是一样的。婴儿的健康状况不可预测，父母也无法控制他们孩子提出需求的时间。

一些新生儿的父母在应对方面比其他人做得好得多，下面是他们如何应对的例子。

急性压力的"婴儿解决方案"

一系列任何人都可以调用的应对机制。

· 获得足够的休息和睡眠。

· 每天给自己留出独处和静心的时间。

· 一定要走出去，重新建立与大自然的联系。

· 保持积极的生活态度——不要被束缚。

· 分担责任和义务，在感到不知所措之前寻求帮助。

· 坚持日常习惯——有助于抵消不可预测的事件。

· 找个让你感觉一切尽在掌控的活动。

· 找个知己，可以不受评判地和他分享你的感受。

· 不要因为承担了超出能力范围的事情而牺牲自己。

· 克服受伤害的冲动。

· 不要孤立自己——继续社交活动。

· 寻找与自己处境相同的人，他们能同情你并提供积极的支持。

· 抵制自我判断。对自己要宽容，把情绪的起伏看作是很自然的
  事情。
· 在有可能找到快乐的地方，停下来欣赏它。

婴儿的出生是一件非常愉快的事情，以至于对抗压力的积极一
面是显而易见的，而且也很容易做到。但是如果要离婚或突然丢了
工作，那情况就不一样了。即便如此，重要的一点是要意识到，可
以通过发展我们概述的应对行为来解决问题。这是一个有意的、自
觉的方案。

如果发现自己陷入了引发急性压力的危机，请采取以下步骤：

1. 开始记录你走出危机的历程。
2. 在日记中写下我们刚刚给出的应对机制清单。你可能想让每一
   条都单独成为一个页面标题。
3. 在每一种应对行为下，写下能立即采取的行动。
4. 当一种应对机制开始对你起作用时，每天坚持跟进。

这些应对机制都不复杂，大多数都是不言自明的。但是，急性
压力的破坏能力极其强大，以至于使我们的意识失去了平衡。我们
最终会做一些我们内心深处知道会弄死自己的事情，比如长时间独
处、扮演受害者角色以及让恐惧和焦虑控制我们的情绪而占据上风。

我们已经描述了那些感觉得到支持的人比那些感觉得不到支持
的人患心脏病的可能性要小得多。情绪健康和心脏健康之间的联系
是不可否认的。同样的道理也适用于应对严重的压力，这种压力在

各个层面上都威胁着我们的健康和幸福，包括我们的身体。然而，在大多数人的生活中，造成急性压力的情况往往是间歇性的，也可能什么也不会发生。我们需要把讨论扩展到无形的日常压力，这种压力实际上造成的伤害比人们意识到的要多，这种伤害可能是灾难性的，而且在数年内不会被人们发现。我们指的是看不见的罪魁祸首，即慢性压力。

慢性压力和"交感神经过度激活"

你是如何处理日常生活中的小压力的？大多数人都会抱怨那些几乎困扰每个人的现代社会压力源，特别是快节奏、长时间的工作，以及不可避免的交通堵塞和无聊的通勤。我们通过去适应这些压力进而能够从容应对它们。我们对生活不断加速的趋势不屑一顾（在互联网和智能手机方面甚至要求更高的速度）；我们通过听音乐来转移交通堵塞和机场长时间等待带来的挫败感；我们承认要想在事业上取得进展，就必须得承担工作压力这个事实。

人类的适应能力是个奇迹，但压力管理在一开始就走错了方向，当时专家和医学界把关注点放在两个最重要的因素上：生理压力和外界压力，这都是相辅相成的。该理论认为，某些外部事件触发了身体的生理反应。在这种相互作用中，压力的主要问题被揭示了出来。因此，如果你听到枪声（外界压力源）并立即感觉到脉搏加速（身体反应），那么典型的压力反应就已经被触发了。没错，这种模式是很常见的。我们之前提到过一系列压力很大的外部事件，比如离婚或彩票中奖等。

但从全系统的观点来看，至少有一半事件是不为人知的，因为主观事件在内心世界也会产生压力，同时也是疗愈压力影响的源泉。让我们来看这件让人压力过大的事件，即进入医院做手术。在身体方面，有压力的是医疗程序本身，但其他压力正在对心理和情感产生着影响。这些压力包括以下内容：

- 担心手术结果；
- 或高或低的期望值；
- 对医疗水平的信任或不信任；
- 陌生的医院环境；
- 破坏正常的生活习惯；
- 对正在发生的事情失去控制；
- 对未来的焦虑；
- 担心整个家庭会发生什么。

这些因素是如此的重要，因此最应该把它们放在首位。对一个外科医生来说，要么他成功地修复了发病的心脏、肝脏或大脑，要么他就失败了。但是身体上的结果几乎与我们如何处理这些无形的压力没有任何关系。

因为对压力的内在处理方法，包括冥想和正念练习，已经被证明可以帮助减少压力，所以有理由认为，求之于内是普通人对抗压力的方式。但如果认为冥想和正念已经深入渗透到典型的西方生活方式中就有点夸张了。为什么呢？媒体对冥想及其益处的报道很多，人们对冥想的消极态度已经逐渐消失了——现在很少有人认为冥想是一种来自东方的神秘宗教活动了。对练习冥想和正念的抵制让我们看到了一幅生活写照：他被困在了旧的习惯和态度中，这些习惯和态度不仅阻碍了冥想，而且通常也阻碍了健康的生活方式。

在没有看到我们所造成的损害的情况下，大多数人实际上是绝大多数人，已经把自己置于过度激活状态。这是什么意思呢？从生理学角度来说，最好的参照物就是神经系统。神经系统是身体在双重控制下运作的最好例子，这一点我们会一直讲到。任何不必思考的过程都是由自主神经系统处理的，在外行术语中，它曾经被称为（有点错误的）非自主神经系统。从本质上说，自主神经系统控制着器官的功能。"无意识"这个词曾经很有意义，因为控制心脏、胃和消化道的神经监督着不需要我们主动合作的功能。我们不能告诉心脏停止跳动，或者告诉小肠休息一下，以便从吃的食物中少摄入一些热量。

但是，我们无法控制自主神经系统的想法是错误的，因为自主神经系统比之前任何人认为的都更能适应我们的愿望、感觉、想法和其他心理活动。自主神经系统分为交感神经和副交感神经两部分，交感神经系统的基本功能是传递紧急应激反应。尽管低位脑干是紧急应激的场所，但它需要依靠从脊髓开始贯穿全身的整个神经网络来激活进入这一反应的一切东西。

许多因素都与紧急应激反应有关：瞳孔扩张、出汗增多、心率加快和血压升高等。与此同时，消化也暂时停止了，新陈代谢进入了另一个阶段，肌肉开始做厌氧运转，也就是说不再需要氧气。但这些只是临时的紧急措施而已。进化并没有使我们不断地对压力做出反应。此外，当一个全面爆发的压力反应被触发时，几乎没有人能克服它，因为分泌的激素，如皮质醇和肾上腺素，会附着在细胞膜的特定受体上，并会触发细胞内一连串不可阻挡的事件。例如，在骨髓中，慢性应激（即长期的压力）可导致免疫细胞促发炎症，这一过程始于基因水平的变化。如果某个压力源，比如一个吵闹的邻居，每天都在制造压力，慢性炎症就可能会导致心脏病、癌症或其他疾病。幸运的是，我们的细胞在应激反应中的这些有害变化也可能是暂时的。从这种情况来看，我们应该称之为"交感神经过度激活"，而不是说大多数人都处于过度激活状态，因为我们对交感神经系统的要求太多了。当你遇到紧急应激情况的时候，它就像一个开关机制：信号是激烈和准确无误的。

如果你曾在电视上或在现场看过街头魔术，当魔术师开始表演时，无论是从某人的耳朵后面拔出黑桃 A，还是正确地说出他们正在思考的随机数字的时候，事实上许多观众都在逃避——他们可能在笑，但交感神经系统可开不起这个玩笑并强迫他们逃避，至少暂时如此。

然而，在现实中，压力反应是以滑动的方式运行的，交感神经系统会被抛入一个低水平的状态，随着时间的推移，它会产生广泛的破坏性影响。

大多数人都没有意识到，交感神经过度激活的状态每天都在伤害着他们。我们可以用玛拉的故事来说明这个问题，她的生活没有什么灾难性的或令人深感不安的东西，但她的故事说明了许多人在不知情的情况下离疗愈还有多远。

玛拉的故事：长期的无形伤害

玛拉时年 40 岁，事业很成功，生活上也没什么可抱怨的。她从小就知道自己是聪明的学生，学习上的成就一直延续到她以优异成绩从常春藤盟校毕业。那是在 20 世纪 90 年代中期，和许多受繁荣经济鼓舞的年轻人一样，她进入了金融行业，在一家大银行找到了一份不错的工作。她的生活开始按计划展开。

玛拉回忆说："我赚了很多钱，而且很快就升职了。我所付出的代价就是在工作方面全身心投入，和我认识的每个人一样，我每周在工作上至少要花 60 个小时。我有时会把工作带回家，有时也会在星期六去办公室加班。坦白说，我很享受这种状态。当我听说有些人可以在重压下茁壮成长时，我心想，这说的不就是我吗？"

玛拉很快就发现自己所选择的职业实际上竞争非常激烈，于是她就形成了这种态度。她的朋友圈很快就局限于银行的同事们了——她觉得身边那些有抱负的年轻人很令人兴奋。他们决心要成为赢家。她开始和这群人中的一位银行家弗兰克约会，他也在晚上去法学院上课。

"弗兰克是个奋发图强的人，"玛拉说，"但他也聪明有趣。他在识人方面眼光毒辣，如有必要他也能让别人有自知之明。我们几乎就是对黄金搭档。"

在生活方式和目标相匹配的情况下，他们成为一对真正的夫妻，并住到了一起。因为两个人都对工作高度重视，他们决定推迟到 30岁以后才生孩子。

让我们把这个故事快进五年吧。30 岁的时候，玛拉开始了一段新的恋情——回顾她和弗兰克共度的三年时光，她发现他们两个人可能太相像了。他们都有很强的自我意识；他们经常吵架，而且都不喜欢退让，但最终导致分手的原因却是钱。当玛拉开始比弗兰克赚得多的时候，他生气了，试图通过表现得更有统治力和侵略性以及寻找借口贬低玛拉来证明自己的地位。

"当他决定搬出去时，我并没有那么吃惊，"玛拉说，"我怀疑他在到处找新欢。我很快就恢复了元气，几个月后遇到了杰森，他不是个雄心勃勃的人，而且他的工作也跟金融领域不沾一点边。杰森温柔、体贴，也不争强好胜，而弗兰克却是个以自我为中心、紧张和易怒的人。一旦我看到两者之间的对比，就很容易做出改变。"

玛拉的事业仍在向前发展，但她确实注意到与她同级别的男性晋升速度比她快得多。这一点和其他性别歧视的证据使工作变得问题不断，但她还是把自己的工作做得很好。她也开始注意锻炼身体（有规律地慢跑）和留意自己的体重了，这两件事在她二十多岁的时候并不是她生活方式的一部分。

让我们再次快进来到玛拉 40 岁的时候吧。玛拉跟杰森结婚了，他们还有了个 4 岁的女孩。孩子出生时玛拉休了三个月的产假，之后她重新回到了工作岗位。她对自己和杰森的关系感觉很好，但两人也有犯冲突的地方。尤其是他表现得很被动，有时会做一些她认为消极抵抗的事情，比如在和玛拉大吵一架后的第二天"忘记"去托儿所接孩子。在他们的婚姻中，玛拉扮演了攻击性的角色，尽管她讨厌这样，而杰森如果感觉到紧张，则会安静地看着电视，尽管玛拉曾无数次请求杰森告诉自己他的真实感受。

"我环顾四周，发现事情并不完美，"她说，"我有点陷入超级妈妈综合征，试图在工作中成为成功人士，在家里做一个有爱心的妻子和母亲，一切都很顺利，还有很多人比我更糟糕。"

玛拉的生活中还有其他一些积极的方面，她甚至很少去想这些。玛拉的健康状况很好，基本上和她 20 岁时一样无忧无虑。她从未有过癌症恐慌，而且还未绝经，体内的雌激素可以保护她远离心脏病。的确，她在孕期停止了慢跑，之后再也没有恢复跑步，而且她断断续续地尝试节食，以减轻她在孕期增加的体重。但随着情感的日益成熟，她能更好地驾驭亲密关系，也能像负责、慈爱的父母一样抚养孩子了。

那么问题出在哪里呢？数以百万计的人过着相似的生活，觉得没有什么麻烦事能影响到他们。然而，如果你考虑到我们到目前为止所发现的疗愈性生活方式的话，就会发现玛拉并没有过着这样的生活。请看下面的内容，了解下你现在过着的生活中哪些地方会出现看不见的裂缝。

"正常"的生活方式如何阻碍了疗愈

· 日常活动是由工作以及对成就和成功的需求，还有对损失和失败的恐惧驱动的。

· 自尊建立在外部规范的基础上，比如升职和竞争。

· 由于更多地关注外在，生活就停留在了表面。当外部因素变得更有组织时，一个人的内心生活就跟不上了。

· 情感需求被放在了第二位，或者没有诚实地去面对它。

· 很少或根本没有注意到长期低水平压力。

· 人际关系变成了例行公事和习惯。

· 随着时间的推移，体力活动和与大自然的接触开始减少。久坐的时间越来越长。

- 由于家庭和工作的持续要求和责任担当，对未来无过高期望了。
- 临时和间歇性地关注健康问题。在大多数情况下，在实际症状出现之前很少主动做什么。

这是令人震惊的清单，上面列出了我们认为理所当然（或设法忍受）的事情，尽管它们让我们处于交感神经过度激活的状态。压力紧随清单上的每一项而生，这意味着压力比我们想象中要大得多。简单地说，从整个身体系统的角度来看，数以百万计的人对那些实际上是消极的选择持积极态度。

那么我们现在的立场是什么呢？很难评估自己的压力，仅仅因为我们的身心系统非常善于适应。几年过去了，身体上似乎没有暴露出压力造成的损害。压力专家认识到了压力发展的三个阶段，而且这三个阶段是次第进行的。早期阶段会暴露心理影响；下一阶段暴露行为影响；第三阶段暴露身体影响。以下是对每一项的总结，阅读每个类别，看看你是否发现有任何压力对你造成伤害的迹象。

压力的三级损伤

心理损伤和神经损伤

心理和神经损伤开始于一些比较小的事情，比如感到精神疲惫和工作最后期限的压力。当人们说压力很大时，通常意味着已经耗尽了精力，这可以掩盖诸如沮丧、焦虑甚至恐慌之类的精神状态。由于大脑受到影响，正常的睡眠节奏会被打断，或者感到时间不够用，拉里·多西博士称之为"时间病"。精神疲劳会导致决策错误或记忆衰退，但通常问题是注意力减弱。在情感上，压力似乎使我们退回到了婴儿期，变得容易愤怒和沮丧。压力越大，我们消极情绪的导火索就越短。

行为损伤

行为上的消极变化可能会在以下两个方面显现出来，即工作和人际关系。压力大的工作会让我们做出各种各样的反应，比如从在办公室闲聊到下班后出去喝一杯。随着压力的增加，喝的酒也会越来越多，我们也就更需要分散注意力。下班后，我们不可避免地会把情绪带回到家里，这样家中很容易产生摩擦。感到被忽略、被虐待的配偶会受到与压力有关的行为的冲击。压力可能会使一个人失去食欲，而另一个人则暴饮暴食。睡眠会受到干扰，在某些情况下，慢性失眠就是压力过大的后果。这种后果及其他不良影响可能会导致患者依赖安眠药和其他药物来摆脱工作压力，从而找回正常的感觉。

身体损伤

当身体无法完全适应压力时，不良影响就会随之而来而且无法预测。大多数人都会感到身体疲劳，可能会出现胃痛、消化不良、头痛等症状。免疫反应减弱也会导致更多的感冒和更严重的过敏。之后，这些问题往往与炎症有关，炎症的影响可以传播到身体任何位置。有的人可能经历皮疹，有的人会有肠易激综合征，而有的人则会心脏病发作或脑卒中。到了这个阶段，压力造成的破坏已经导致了严重的系统故障。

在大脑中，压力激活一个特定的神经网络，这个网络被称为下丘脑—垂体—肾上腺（HPA）轴。下丘脑—垂体—肾上腺轴的激活导致肾上腺过多分泌特定激素——糖皮质激素。糖皮质激素是大脑正常发育所必需的，在急性应激时也会被激活。然而，糖皮质激素水平升高可能具有相反的效果并引起神经毒性，正如妊娠期间应激研究所显示的那样。有一种天然的屏障可以阻止母亲体内的应激激素通过胎盘传递给胎儿。在压力过大的怀孕案例中，这个屏障似乎被跨越了，主要后果就是干扰了正常的大脑发育和大脑功能——当怀孕的大鼠被注射了糖皮质激素时，后代的大脑发育就不正常了。

比过去人们想象的要严重得多的是，一次让母亲承受长期压力的艰难怀孕可能在细胞和基因水平上产生深远的影响。在人类当中，胎儿出生前大脑中过多的糖皮质激素直接影响多巴胺的水平，正如我们之前所看到的，多巴胺与奖赏或寻求快乐有关。在婴儿成长过程中，产前应激也可能产生负面影响，包括学习障碍、药物滥用的易感性以及焦虑和抑郁的加剧等。母亲的压力也与儿童不同年龄段（包括 6 个月、5 岁和 10 岁及以后并一直到成年时期）的下丘脑—垂体—肾上腺轴活动增加有关。令人不安的是，在动物研究中，这些高水平糖皮质激素在遗传上会持续到下一代或下两代。

我们提供这些信息并不是来吓唬你，只是为了表明低水平压力应该被称为文明的流行病。由于它无处不在，所以无人能够幸免。进退两难的是，长期的压力无处不在，可能会导致很多事情出问题。专家们还没有找到一种单一的治疗方法，可以应付日常压力带来的不可预测的结果。让我们来看一看疗愈生活方式是如何改善它的。

全系统解决方案

你不会惊讶于全系统解决方案会把意识带进来。慢性压力的第一个不良影响是心理和神经方面的，而这也是疗愈开始的地方。我们已经提到，忍受压力和适应压力都不是好的策略。即使你认为已经在适应的时候，细胞也没有适应。上夜班的工人就是一个很好的例子。长时间夜间工作扰乱了身体的昼夜（或日间）生物节律，结果最明显的危害就是睡眠质量的下降，这一点早已为人所知——大脑永远不会完全适应晚上不睡觉的时间表。但进一步调查显示，夜班工人在其他七个方面面临风险：

- 患糖尿病的风险更高。
- 由于荷尔蒙失衡影响饥饿和饱腹感，肥胖症的可能性增加。
- 乳腺癌风险增加。
- 可能影响心脏病发作风险的负性代谢变化。
- 心脏病发作的潜在风险增加。
- 工作场所发生事故的可能性更高。
- 患抑郁症的风险更高。

简言之，整个身体系统都可能会受到影响，因为压力对单一生物节律的干扰太大，而这个生物节律与其他生物节律有联系，比如睡眠和饥饿感之间的联系。另外，如果有人在夜间工作太多年，那么最简单的解决办法就是辞去夜班工作，甚至这样做可能都不足以扭转这种损害。

对每个人来说，最基本的教训是压力源绝非孤立的东西。笼统的行为或态度可以把其不良影响传播得极其广泛。假设你现在在机场，却发现航班已经取消了。这家航空公司不会安排另一架飞机马上起飞，却告诉你必须要等 5 个小时，直到搭载你的那班飞机抵达。乘客们除了服从航空公司的安排外别无选择，虽然坐着等待的时候看起来很被动，但是在内心里，许多人（也可能是你）会做出以下反应：担心、抱怨和悲观。但这一切的结果都是适得其反。

担心是自我诱发的焦虑。它什么也解决不了，还会阻碍更加积极地处理事情的可能性。

抱怨会增加紧张和愤怒。作为一种敌意的表现，它鼓励其他人以敌意作为回报。

悲观主义会使人产生一种错觉，认为事情是无法解决的。它培养了这样一种信念：对糟糕结果的期望总是会实现的，而事实却并非如此。

如果你从这些行为和态度中看到了自己的影子，那你就是在欺骗自己，骗自己相信自己正在适应压力。然而，当你身体力行地做这件事的时候，自己就成了压力源。这是因为外部事件（取消航班）在触发压力反应之前必须要经过内部解释。与失业等危机不同，航班延误属于日常慢性压力的范畴。这意味着你可以选择不同的回应。忧虑、抱怨和悲观都是无意识的反应。陷入困境的人成了旧反应的受害者，旧的反应之所以会产生是因为人们没有重新评估它们。

有些人比其他人更能应付航班取消这样的事情。正如我们给你的"婴儿解决方案"以应对急性压力，这里的"机场解决方案"是为了应对低水平的日常压力。

慢性压力的"机场解决方案"

把自己从压力源中分离出来。在机场，人们通过看书或找个地方独处来达到这样的目的。

集中注意力。在机场，人们通过闭上眼睛冥想就能集中注意力。

保持活跃。在机场，这意味着要四处走动，而不是坐在椅子上消极等待。

寻求积极的出路。在机场，这可能意味着去购物、使用按摩椅或是去餐馆吃东西。

寻求情感支持。在机场，通常的做法是给朋友或家人打电话。（宣布你要迟到的简短电话给不了你情感支持，关键是和你生命中重要的人进行至少半小时的对话。）

如有必要马上逃离。在机场，如果航空公司的行为变得过于离谱，那么重新调整行程，立即回家可以让你不用承担心理负担。（当然，这并不总是切实可行或负担得起的。）

所有这些都是积极的适应措施，而不是消极的担心、抱怨和悲观。这些积极措施让人们明白了被动接受并不是正确的解决方案。在"我必须忍受它"的态度下隐藏着压力。航班被取消这样的事情通常是个人无法解决的，而且它还可能随时都会没有任何预兆地发生。因此，它符合使压力恶化的两个条件：不可预测性和失控性。

你有扭转这种局面的方法，那就是不把它理解成压力或推责于运气不好，你可以选择做一些真正想做的事情来应对它，比如冥想、与朋友联系或者购物。当你能熟练地适应这种转变时，慢性压力就被扼杀在了萌芽状态。你缩短了处理这些状况的过程，否则它就会一点一点地吞噬你的身体。

"机场解决方案"现在也一样适用。它描述了让自己摆脱交感神经过度激活的策略。我们可以从生理学上解释所发生的一切。交感神经系统由一组完全独立的神经来平衡，与它发生反作用的是副交感神经系统。它带给人们的不是紧张，而是放松。正如大自然所设计的那样，我们可以说交感神经系统和副交感神经系统是对立的。交感神经系统短暂和剧烈的活动被副交感神经系统持续和平衡的活动给抵消了。

在慢性压力下，交感神经系统需要时刻保持警惕，最终它会脱离正常的状态，无法保持平衡。同时，副交感神经系统放松、正常的状态也会被阻断或边缘化。为了摆脱过度激活，你必须加强副交感神经方面的平衡。这只能通过运用有意识的选择来实现，既然任其自由发展了，这两个对手就会继续做他们习惯做的事情。在没有压力的影响下，交感神经和副交感神经的自动往复运动可以正常进行，它会进行自我调节。打个比方说，压力就像是要推倒一堵墙，只有稳定地施压才能达到目的。

作为一种疗愈的生活方式，"机场解决方案"需要每天激活，如下所示：

把自己从压力源中分离出来。确保你有休息时间和独处的时间。

集中注意力。练习冥想，这是最理想的方法，或者至少在一天中找时间在安静的地方闭上眼睛，深呼吸，直到你觉得放松了，注意力也集中了。我们提到的在工作场所的最佳呼吸技巧是吸气数到 4，然后呼气数到 6。

保持活跃。全天要多站起来走动以刺激迷走神经，迷走神经是自主神经系统的主要路径之一。瑜伽更具刺激性，是从交感亢奋转向副交感亢奋的最佳活动。

寻求积极的出路。在这种情况下，积极这个词意味着任何让你快乐的事情。找时间让自己快乐是全系统策略，但这是枯燥和抽象的。幸福是哲学家将压力转化为疗愈的基石。从心理学的角度来说，这就是为什么建立幸福生活的最好方法是过好每一天。

寻求情感支持。现代社会的人们变得越来越孤立，这是事实，甚至在互联网和电子游戏使这个问题大大加速恶化之前就已经如此了。没有什么能代替情感上的联系，在幸福感研究中人们总能发现，最幸福的人会每天花一个小时甚至更多时间与他们最重要的朋友和家人进行面对面的交流或电话联系。

如有必要马上逃离。对于大多数人来说，这通常是最艰难的选择，因为他们会在很长一段时间内忍受压力，即使很明显逃离和走开是正确的选择。像家庭虐待这样的情况实际上是严重的压力源。对于重大的生活变化，如离婚或转行，人们必须要考虑到许多因素。然而在日常生活中，你应该给自己自由，从而远离过火的争吵、恶意的流言蜚语、粗鲁的电子邮件、没完没了的抱怨人士与忧虑人士以及任何公开批评你的人。

最后，摆脱交感神经过度激活症，没几个人能想到这会是你能做出的最重要的决定，因为它对整个身体系统的好处是终身的。

—— 第 6 节 ——

急需治愈的一件大事

我们已经展示了足够的证据来证明全系统方法，从而得出一个大胆的结论：思想和身体是一体的。如果生命中只有一件事可以疗愈，那便是心灵和身体的分离。现在，当我们大多数人都过着自己的生活，我们称之为"我"的自我还没有完全掌握疗愈自我的方法。其中主要原因是缺少整体性思维。我们一直被教导要把身体和思想看成是独立的两部分，这其实只是一种看法。当你照镜子时，你看到了什么？任何人都会不假思索地说"我的脸"。但实际上，你并不是简单地在看你的影像——你是要读懂它。

你在镜子里看到的影像表明了你的心情如何，是感觉神清气爽还是疲惫不堪？你年岁几何，以及岁月在你身上留下了什么样的印记？我们之前讨论过一张看不见的地图，我们都把它放在脑海里一直带着，它能告诉我们生活和人际关系是如何运作的。但作为一张看得见的地图，你的脸和你的整个身体象征着同样的东西。地图会随着你的故事的变化而有所改变。引用一个聪明的医学格言：如果你想了解自己昨天的想法，那就看看你今天的身体。如果你想知道自己身体将来会是什么样子，那就看看你今天的想法。

整体性已成为健康运动中的主要术语，但在一定程度上，生活在身体和心灵的分离状态会更容易一些。你可以把自己从身体活动中分离出来。举一个悲伤的例子，当一种疾病可能含有精神因素的时候，一些病人会哭着说："难道这些都是我自己造成的？"对他们来说，自我疗愈的同时也是在指责他们犯了错误。然而，其他人已经把身心合一带到了非凡的高度，在每一种情况下，一种适用于所有人的新的可能性已被打开。

非凡的可能性

如果你数年来每天早上都能在同一精准时刻醒来，那会怎么样呢？美国心理学家威廉·詹姆斯就是这么一种情况（尽管这似乎是一种无意识的能力）。

如果你能立刻消除过敏会怎么样呢？这一惊人的事例出现在患有多重人格障碍的人身上，其中一个人格有过敏反应，当另一个人格出现时，过敏反应就会消失。在这样一个案例中，一个孩子喝橙汁的时候会暴发麻疹，因为这时他出现了过敏性人格，但是如果其他人格出现，他就不会表现出任何症状。

如果你穿着一件薄薄的丝绸长袍坐在冰冷的冰洞里过夜会怎么样呢？人们在藏传佛教僧侣中观察到了这样一个壮举，僧侣们掌握了一种被称为"吐默"的冥想，在这种冥想中，通常是无意识体温处于有意识的控制之下。一个接受医学测试的西方人——荷兰人韦姆·霍夫，完成了在极端情况下控制体温的壮举，比如只穿一条在夏天才穿的短裤在暴风雪中走到山顶，或者在漫到脖子的冰水里坐上几个小时。

霍夫对自己所获得的成就有自己的解释："我说过自主神经系统将不再是自主的。"这句话的问题在于，标准的医学观念认为自主神经系统不能自动受到影响。然而，来自荷兰的一项重要研究挑战了这种认识，并站在了霍夫一边。

这项发表在 2014 年的《美国国家科学院院刊》上的研究，为一种与自主神经系统有关的活动（免疫反应）的主动激活提供了证据。健康志愿者"接受为期 10 天的冥想（第三眼冥想）、呼吸技术（循环过度换气后保持呼吸）和暴露于寒冷（浸入冰水中）的培训"。对照组未接受培训。然后，两组人都注射了来自大肠杆菌的毒素。大肠杆菌通常存在于肠道内，它是无害的，但也有此致病菌引起食物中毒的例子。

注射毒素后，训练组遵循他们的冥想生活方式，而对照组不做任何事情。通过采集血液样本，他们发现训练组的促炎性化学物质的释放量较低，研究人员认为这与肾上腺素的显著增加有关，因为人们已知肾上腺素是可以减少炎症的。除了表明韦姆·霍夫已经掌握了他非凡的身体控制能力和自主神经系统之间的联系，荷兰的研究结果在理论上还可以应用于持续性炎症患者，特别是那些自身免疫性疾病患者。

尽管这些例子看起来很奇特，但几乎每个人都能成功地利用简单的生物反馈使手背上出现一个红斑，或者使手掌变暖。在可穿戴设备时代，医学发明家们正在寻找一种方法，我们可以通过佩戴在手腕上的设备来监测潜在疾病或压力的迹象，然后通过简单的生物反馈，可以随意恢复正常的平衡状态。

最大的问题是，围绕着身心构建的生命会是什么样子，以及它是否能在幸福方面创造一个重大飞跃。我们认为它会的，因为它已经在下面的故事中的女主角身上得到了证明。

陶的故事：平静与激情

没有一个比陶更好的例子能够说明一个人是如何过疗愈生活的。作为一个有着法国父亲和印度母亲的孩子，她拥有杏仁般的皮肤和深色的头发，看上去貌美惊人。但更引人注目的是她的个人存在，一种我们所有人都希望当我们活到 98 岁时能拥有的宁静的微笑。她也是世界上年龄最大的专业瑜伽老师，这在吉尼斯世界纪录中也是公认的。现在，她仍然每周在纽约地区教 6 ～ 8 节瑜伽课。

当她被问及对瑜伽的理解是什么时，陶立马回答道："统一，和谐。"

当被问到是否有退休的打算时，她笑着回答说："只要我还能呼吸，我就不会停止瑜伽教学。"

如果收集她生活中发生的事情，就会发现这些事太独特、太不同寻常而难以复制。她 1918 年出生于印度西南海岸的法国殖民地庞迪切里，来自一个富裕家庭。她母亲在生下陶后就去世了，她是由姑姑和叔叔抚养大的。八岁的时候，她走进房子里的房间，看到一个男人坐在地板上，而来拜访的客人和家人在触摸他的脚，这是印度表达尊敬的传统方式。

陶以清晰、明确的声音讲述了她所有的经历。"我被赶出了房间，然后有天晚上我叔叔很早就把我叫醒了。'我们要去旅行，'他小声说道，'别告诉你姑姑，不然她会担心的。'我不知道叔叔要带我去哪里。事实是，我参加了一次圣雄甘地举行的游行，甘地就是当时被他们摸脚的那个人。"

这一独特的事件使陶走上了她终其一生所遵循的道路，这条道路的主题是平静。在海滩上偶然看到年轻的瑜伽练习者让她很早就对瑜伽产生了兴趣，尽管在 20 世纪 20 年代，这种练习几乎被认为只适合男性。陶是在精神氛围中长大的，在当时印度那一地区最著名的大师、享誉世界的室利·阿罗频多等精神领袖的指引下，她形成了属于自己的人生哲学。本质上是以心为中心的，把爱视为可以治愈一切形式分离的普遍力量。

陶坚信求之于内以及聆听内心的声音。但她走过的另一条路似乎与冥想和瑜伽生活形成了鲜明的对比。遵循一个中心信念——没有什么是你做不到的，陶将她内心的声音转变成为一系列令人难以置信的外在成就，如果把它们都列出来的话，人们恐怕不敢相信。她是与小马丁·路德·金博士一起游行的和平活动家；从 20 世纪 50 年代开始舞台表演就已经是她生活的一部分了，还在好莱坞有过一段时间的职业生涯；第二次世界大战期间她在伦敦的卡巴莱夜总会做歌手。当然她还是波钦·林奇的妻子（她在 1982 年丧偶，没有孩子）；作为一名专门跳探戈的交际舞选手，她获得了数百个冠军；最不可思议的是，她还是一名葡萄酒鉴赏家和作家。

她唯一不感兴趣的事情就是她的寿命。"别太过于在意年龄，"她略带不耐烦地说，"年龄根本就不存在。"

陶身上还有很多很多的优秀经历，但我们并不是简单地把陶作为一个有卓越成就的人，甚至也不是一个在生活中充满平静与激情的美丽样本来介绍的。她的成就是不太可能被其他人复制的，她的历史时刻，经常与电影明星、作家、活动家和政治领袖同在，这样的时刻很难再出现了。令我们着迷的不是陶的独特之处，而是她成为我们每个人都可以去效仿的榜样。剥去这种独特性，陶已经活了将近一个世纪，这期间她一直在有意识地塑造自己的生活。因此，如果你拍下她在地球上长期存在的任何一天的照片，你就会看到这样一个人：

· 把内心的声音放在第一位。
· 相信感觉和直觉。
· 把现在看成是持续更新的源泉。
· 培养情感恢复能力，不受旧伤、旧挫折困扰。
· 激活了核心信念，将愿景转化为行动。
· 每天都相信爱和精神的成长。

我们把这个称之为疗愈生活方式的典范。并不是说陶没有体验过痛苦的经历，其实她从母亲去世到丈夫去世就已经承受了无法言说的痛苦；而且从身体层面来说，她做了三次髋关节置换手术。但她并没有将这些经历转化为痛苦，而是有意识地做了相反的事情——她变得更有活力和愈发坚韧了。人们可能会说，对于陶来说只存在两种经历，不是好的和坏的，也不是快乐的时刻和痛苦的时刻，而是她能庆祝的经历和她能治愈的经历。你也可以用同样的方式来生活。

精神食粮

这是一个日常生活中的例子，说明了身体和心灵分离在解决一个常见问题（控制体重）时是如何造成实际困难的。数以百万计的人热衷于时尚饮食，还有数以百万计的人多年来一直在努力减轻体重并保持下去。你听过多少次类似下面这样的话？或许你也曾经说过这样的话。

- "我照镜子时，讨厌我所看到的一切。"
- "让我失败的是巧克力——它跑到了我的大腿上。"
- "离婚后，我体重很快就增长了十磅，快得让我简直不敢相信。"
- "我什么都试过了，但体重就是降不下来。"
- "我减掉了几磅，但后来我就停滞不前了，一切如旧。"

这是一个肥胖已经成为流行病、节食不起作用的社会，只有不到 2% 的节食者成功地减掉了至少 5 磅并保持了两年。杂志编辑们知道可以通过在封面上添加一种新的时尚饮食，并承诺这次减肥将会易如反掌，从而满足人们沉溺其中的幻想并借此增加销量。然而，在所有围绕着减肥的忧虑、挫折、自欺欺人和一厢情愿的想法中，为什么把身体和心灵统一成身心就能产生效果呢？

因为根本问题就不在体重上。回顾上面列出的典型说法，大家都有一个共同点，那就是"我"不喜欢"它"，即身体把正常的饮食行为变成了一场斗争，一场在大脑想要达到的目标和身体实际在做的事情之间的斗争。下面是节食者的典型思维方式：

- 幻想节食会减掉多少体重。
- 相信只要再尝试一次就能成功。
- 厌恶节食者的身体外形。
- 努力拥有更多的意志力。
- 嫉妒那些拥有"完美"身材的人。
- 因为超重而感到内疚和羞愧。

- 承诺明天会做得更好。
- 感觉陷入了无法改变的不良饮食习惯当中。

这是一项需要耗费巨大精力的减肥计划：减掉 5 磅并保持下去。从长远来看，这注定是要失败的。针对它的每一点努力都是徒劳的，因为它忽视或削弱了身体和大脑之间的联系。大脑与身体的实际活动脱节了，看起来是这样的：

- 处理的热量比身体实际需要的多。
- 处理过多的脂肪和糖。
- 适应了食物、空气和水中的毒素，这些毒素通常会产生未知的影响。
- 应对快餐和垃圾食品而加剧的低水平炎症。
- 处理白天不规律的饮食节奏。

把身体和大脑分开来看并非罕见或无害。这就是为什么节食不起作用的核心原因。这种情况是完全可以避免的，作为一个身心健康的人，我们每个人天生都有能力做身体和大脑两者都想做的事情：按照饥饿和饱腹的信号正常进食。

瘦身素和生长激素肽这两种激素是按照自然的生物节律分泌的，当胃是空着的时候，它的细胞就会分泌生长激素肽，同时向大脑发送信息，让你觉得肚子饿，想吃东西。当你觉得自己吃得足够多了，其实这是由脂肪细胞分泌的瘦身素发出信息的结果，因为瘦身素能平衡"饥饿—饱腹"这样的节律。

事实上，肥胖症和瘦身素都与罹患阿尔茨海默病的风险有关。流行病学研究表明，循环瘦身素水平较高与患阿尔茨海默病风险较低相关，而该病的患者循环瘦身素水平都较低。瘦身素受体在海马体中有高度表达，海马体是大脑中负责短期记忆的区域，而阿尔茨海默病对海马体的破坏很大。在对该疾病的小鼠研究中，瘦身素的补充实际上导致了该脑区阿尔茨海默病的病理学减少。这进一步证明肠道和大脑之间存在联系。

体重增加：这不能怪你的身体

早期减肥手术失败的一个原因是，当进行胃旁路或胃束带手术时，胃是完整的，只有一小部分被封住，以便大大减少一个人摄取食物的数量。比起一顿完整的芝士汉堡配薯条，少于三分之一的芝士汉堡会让你满意——或者应该让人满意。病人报告说，即使他们的小胃袋已经满了，他们却仍然感到饥饿，其中的原因就是整个胃仍然在分泌大量的瘦身素和生长激素肽。

我们得到的教训是，当胃已装满了的时候，却还是感觉吃得不够饱。当大脑，特别是下丘脑这么说的时候，其实你已经吃得够多了。然而，当身体和大脑分离时，你可以凌驾于你的大脑之上，或者更确切地说，你可以扭曲自己与大脑的关系。与其被控制饥饿和饱腹的自然生物节律所左右，不如强制服从自己的行为。因为你有自由意志，这些几乎可以决定任何事情，但是今天的社会规范已经被扭曲了，这意味着你会发现年幼的孩子们已经养成大脑可以适应的终身习惯：

- 吃饱后继续吃。
- 吃过多的糖和脂肪。
- 摄入酒精。
- 随时吃零食。
- 化郁闷为食欲。
- 无视正常用餐时间。
- 饮食不平衡或吃种类有限的食物（如蔬菜或纤维含量极低的食物）。
- 吃得太多，是因为你已经彻底输掉了这场减肥的战斗，不在乎了。

具有讽刺意味的是，这个问题通常归咎于身体。体重增加越多，体形就越差，一个人就越有可能对自己的身体因为不合作而做出不利判断。但其实这种缺乏合作的现象始于其他因素，即"大脑—身体"之间的联系减弱。让我们看得更深一点。正如我们已经注意到的，瘦身素和生长激素肽这两种激素控制着饥饿和饱腹的感觉。1994年，分子遗传学家杰弗里·弗里德曼和他的同事首次在动物身上发现瘦身素后，《纽约时报》以一种令人兴奋的态度报道了他们的故事："这种激素让动物或许还有人类吃得更少，但是运动得更多，这太好了，简直好得让人难以置信。研究人员确认，这正是他们所发现的。"制药公司从一开始就急于生产一种能提高瘦身素水平的药物，而瘦身素反过来会向大脑发出抑制食欲和增加体育活动的信号。

但故事很快就变得更加复杂。首先，肥胖的人已经产生了更高水平的瘦身素，因为他们比正常体重的人有更多的脂肪细胞。那为什么瘦身素却没有抑制他们的食欲呢？没有人确切知道其中的原因。相关的因素包括瘦身素抵抗，也就是说这种激素的受体超载了——这类似于身体生产了过量的胰岛素而导致人们变得对它不再那么敏感。瘦身素和生长激素肽也是一种被称为神经肽的大脑化学物质。大脑的受体部位可能会受到长期暴饮暴食的影响，但这里的情况变得复杂起来，因为大脑中包含这些受体的同一区域——即下丘脑，也需要平衡整体的新陈代谢，并控制全身的能量分配。

其他一些线索指出，下丘脑接收到瘦身素后，其传导途径存在问题，同时也可能是因为没有足够的瘦身素通过血液和大脑之间的屏障。当然还要把遗传因素考虑进去。哥伦比亚大学 2004 年的老鼠研究表明，生命早期的瘦身素水平会改变大脑的回路，从而影响成年后的食物消耗量。似乎与这样的研究发现有关：过量饮食的婴儿将来患肥胖症的风险更高。某种程度上还不能确定，瘦身素是否有可能会通过改变大脑的回路来训练大脑，从而改变食欲。一个人可能会陷入两个极端中的一个，即因为吃得太多而肚子饿，或者因为吃得太少而肚子饿。

有意思的是，瘦身素能做到这一点，但你训练大脑的能力要足够强大，因为你可以有意识地去训练大脑。如果你想缩小与饮食有关的大脑和身体之间的差距，可以尝试以下简单的正念练习。

练习正念进食

当你有意识地去做任何事情，包括吃饭时，你就会忽略大脑的默认设置，直接与负责有意识思想和行为的高级大脑沟通。我们常常会不自觉地吃东西，而不去思考或权衡我们的所作所为会产生什么样的后果。

你可以通过简单的正念练习来改变这种情况。下次你吃任何东西的时候，不管是作为一顿正餐还是当零食，都要执行以下操作：

第 1 步，吃第一口之前先停下来做个深呼吸。

第 2 步，扪心自问："我为什么要吃这个？"

第 3 步，无论你得到什么答案，都要记住它。更好的办法是把它写下来——你甚至可以开始写一本关于有意识饮食的日记。

第 4 步，有意识地选择吃还是不吃。

你只需要做上面的事情就可以了，这种简单的做法可以带来极大的好处。你的目标是恢复正常的饥饿和饱腹的生物节律。当你停下来做选择时，吃东西的理由应该是"我饿了"。但是我们吃东西还有很多其他的理由，比如下面这些：

"我很无聊。"

"我抗拒不了。"

"我需要安慰。"

"把这些食物都浪费掉也没什么好处。"

"我压力太大了。"

"我心里痒痒。"

"我很郁闷。"

"我很焦虑。"

"我也不知道为什么。"

"我很孤独。"

"我讨厌节食。"

"我身边的其他人都在吃饭。"

"剩下的不多了，我还是全都吃完吧。"

"我想庆祝一下。"

当你问自己为什么要吃饭时，很可能其中的一些原因会起作用。不要对他们妄加评判，也不要因为内疚而强迫自己拒绝食物。正念完完全全是一种有意识的状态。在这种状态下，你是有自我意识的，这是关键所在。当你有自知之明时，改变比在任何其他状态下都容易得多。无意识饮食的结束足以扭转一个人的体重问题，特别是只是轻度到中度肥胖的人。

正如你所看到的，在节食之外还有希望，对于那些抱怨"我什么都试过了，什么都不管用"的人来说，这是一条走向胜利的道路。全系统减肥法结束了这场斗争，你的身体不再是你的敌人，你也不再是身体的受害者。

有意识的节食者

我们并没有低估消化过程的价值。整个研究生涯都将致力于研究一种类似瘦身素的单一激素，有些人已经在研究这种激素了，但即便如此，它对控制体重的承诺可能仍然有很大一段距离。（药品企业提供了大量非处方和处方减肥药，从所谓的脂肪燃烧剂到食欲抑制剂，但它们要么未经证实，要么无效和充满副作用，或者临床效果微乎其微。）

与此同时，一大堆自我挫败的信念将不再对你产生影响。在暴饮暴食者的心中，有一个恶性循环在起作用：痛苦的信念会变成借口。举个例子，就拿"我一直在和体重做斗争，所以我一定生来就是这个样子的"这样的信念来说吧，没有比这种态度更使人感到挫败的了，而且科学可以让这种信念变得更加坚定，因为确实有遗传指标表明有些人可能会发胖。

例如，了解调节瘦身素产生量的特定基因是非常有必要的，因为在一些肥胖个体中，该基因的突变会导致瘦身素缺乏，从而导致体重增加失去控制。瘦身素的故事与人们的肥胖故事交织在一起，每一条线索都值得追寻。但媒体报道的瘦身素的早期效果具有误导性，同样，寻找单一的"脂肪基因"也不会有什么结果。充其量，你的基因只占超重原因的一部分——其他因素也在起作用，当然你可以改变这些因素，比如心理、饮食习惯，以及小时候家人传递给你的态度。当你学会如何改变这些因素时，它们就会受到自由意志的支配。好消息是，当改变发生时，你的基因会做出反应，改变它们的活动，朝着疗愈这个问题的方向发展。

许多其他的信念通过把内疚变成借口来维持恶性循环。你对下面的内容相信多少呢？

> 相信当你悲伤的时候食物能让你快乐；
>
> 相信吃饱喝足是一种满足的状态；
>
> 相信已知的危险因素（高脂肪、糖和盐）不适用于你——你受到神奇思维的保护；
>
> 相信这次是无意识的，你不记得吃过的食物不算数；
>
> 相信你不在乎自己有多重；
>
> 相信你不在乎别人怎么想。

这些信念都带来了双重打击。它们给了你一个借口，但这些借口却会助长失败。借口越好，失败得越惨。在我们的方法中，实事求是意味着你打破了用幻想换取现实的恶性循环。我们希望现实主义能起到积极作用，尽管许多人看着自己的体重时，害怕面对自己的痛苦——仅仅是看看镜子里的自己就已经够痛苦的了。

这需要时间，但意识本身就是奖赏。例如，在我们自己的冥想经历中，我们看到人们毫不费力地恢复正常体重。活着和清醒的乐趣取代了吃饭，当这种情况发生时，整个身体系统就开始变得正常化。只有当你从二元性中解放出来时，你才会意识到与身体做斗争是徒劳的。你在这里享受你的思想、感受、欲望和希望。我们特别提到了体重问题，因为它困扰着数百万人，而且让减肥成为个人成长中令人愉快的一部分，是大多数减肥者认为不可能的。但在更大的计划中，有意识地生活才是我们的目标。既然我们已经确定了治愈身心分离的重要性，那就让我们享受每天有意识地生活所带来的巨大成就感吧。

— 第 7 节 —

有意识还是无意识

当我们最后一次见到哈佛大学的艾伦·兰格教授时，她把70岁的老人们送进了一个时间胶囊。当她把老人们带出来时，这些老人看起来更年轻了，这让心理学界人士大吃一惊，但时间旅行不适用于日常生活。兰格教授以惊人的方式证明了自己的观点之后，开始了一个更大的事业：正念。我们也一直在使用这个术语，显示出"有意识"是如何超越词语与东方灵性实践的旧联系的。兰格将正念完全西化，"正念，"她在医学院的听众面前说，"是一个积极注意新事物，放弃先入为主的心态，然后根据新的观察结果采取行动的过程。"我们在这里所展现的一种疗愈生活方式，也包括同样的事情。

兰格非常直率——大多数时候，人们的日常行为都是无意识的。她说，她最喜欢的一个例子是自己的个人经历："有一次我去购物，我把信用卡给了收银员，她看到卡上没有签名。"兰格尽职地在卡上签了名，然后收银员在机器上操作了一番，让兰格在收据上签字。兰格回忆说："接下来收银员对比两个签名，以确定签名的是同一个人。"她停顿了一下，过了一会儿听众才明白过来，接着开始大笑起来。当收银员刚刚看到两个名字是同一个人签的时候，为什么还要去对比两个签名？无意识行为的小例子将我们与过去捆绑在一起，阻止了我们活在当下的可能性，也阻止了我们对永远看不到的可能性的警惕性。事实上，兰格把她对正念的追求称为"可能性心理学"。

在这本书中，我们直接快进到最终的可能性，即一直保持有意识状态。但是，当一个人被截止日期、账单、孩子的学业等淹没时，这样做可行吗？如此多的压力和紧张从各个角度向我们袭来，我们的注意力因此变得迟钝，我们变得被动而不是专注。这就是为什么正念会迷失，尽管我们有最好的意图。不过，停一下，想想你的一天过得怎么样。如果你和大多数人一样，你会发现自己的大部分时间都花在反应上，而不是关注和留意正在发生的事情。结果就是你在无意识地生活着，同时还认为这是正常的。下列哪些项适用于你？

无意识的一天是什么样的
· 吃得不规律或吃得匆匆忙忙。
· 吃的是包装食品或快餐。
· 对自己的身体或体重感觉不好，就像昨天和明天的感觉一样。
· 表现得既匆匆忙忙又"压力山大"。
· 虽然在听，但却听不进去配偶和孩子的话。
· 对某人的反应是消极的，但没有考虑过是不是必要或者正确。
· 一整天都没注意到什么漂亮的东西。
· 担心某个问题，却没有解决它的计划。
· 习惯性地对未来抱有悲观的看法。
· 被过去的痛苦所困扰。

- 觉得被困住了，没有成就感。
- 感到不安心或不安全。
- 很孤独。
- 不假思索地对朋友大发雷霆。
- 觉得自己是受害者。
- 不能为自己辩护。
- 表现得像个讨人喜欢的人——总是得过且过。

令人惊讶的是，有这么多无意识的反应和行为被认为是正常的。真正的情况是无意识正在变得正常化。只有看到这一点，你才能开始有所改变。当你决定停止让无意识的负面事件对你产生影响的时候，你就会产生一个向疗愈的重大转变。这里有一系列的可能性，可以用一个简单的示意图来描述：

无意识地 ←——————→ 有意识地

这是一种描述灾难和成就的非评判性方式。最左边是一种完全无意识的生活方式，在那里需要治愈的一切都无人问津，而这最终会导致灾难。另一端是一种完全有意识的生活方式，每一个潜在的问题都会被关注，也因此为全面地解决它们创造了机会。我们很少有人生活在天堂或是地狱的极端境地。我们发现自己处于中间地带：有时我们会无意识地行动，有时我们会有自我意识地行动。这一灰色区域因被我们所接受而变得正常，却没有意识到随着时间的推移它所造成的损害。

布伦达的故事：灰色地带的故事

几年前，一个名叫布伦达的女人得了冬季感冒。感冒并没有很快被治愈，而是不断复发。她忍无可忍，对自己愈发严重的干咳感到恼火。然后她突然发热了，这时她对发热也不理不睬，直到有一天晚上，事情严重了。

"我当时坐在床上，汗流浃背，身体很虚弱。我丈夫是个很有爱心的人。他抱着我，安慰我一切会好起来的。但我知道我病得很重。一个朋友带了鸡汤过来，碰巧她是一名护士，在看了我一眼后，命令我立即去急诊室。"布伦达回忆说。

朋友的干预救了她的命，因为急诊医生告诉布伦达，她的两个肺都患有肺炎，炎症严重影响了她的呼吸。事实上，她已经到了呼吸衰竭的边缘，因此不得不使用呼吸机。正常的抗生素治疗通常会消除感染，但血液测试显示（布伦达自己也不知道）她得的是糖尿病。她从青春期早期就开始努力减肥，2 型糖尿病在肥胖中很常见。为了不让她与呼吸机搏斗，医生让她处于昏迷状态，有时被称为诱导性昏迷，方法是大量服用安定。这是一个极端的过程，因而他们需要仔细控制和监测她的治疗。

"我吓坏了。两天前还只是感冒，现在他们却告诉我可能会死，"她说，"我的生活一夜之间变成了一场噩梦。"

在接下来的 19 天里，布伦达仍然吉凶未卜。她完全昏了过去，时断时续地产生模糊的意识。医生们这样做是为了检查她在医学上的表现，但是布伦达发现这些事情很可怕。

"我醒来时感到非常焦虑，想知道我是否快要死了。我再也无法控制自己的身体，我躺在床上，身上有针头、静脉输液管和蜂鸣器。这是我经历过的最糟糕的事情。"

布伦达没有准备好面对所有的困难，当医生告诉她，已经脱离危险，肺炎已经过去了，她回到家之后仍然感到焦虑。她不停地告诉朋友她与死亡擦肩而过，这强化了她内心的恐惧感和失控感。在某些方面，她一直处于危急状态，这和之前的她完全不一样。

53岁时，布伦达认为自己是一个坚强的女人，一生都在为取得成功而努力。她不仅仅是个幸存者。她出生在一个贫穷的工薪阶层家庭，高中都没上过，但她内心深处知道自己和家里其他人不一样。她更清楚生活能给她带来什么，她18岁时就下定决心开始过自己想要的生活。

"我看到像我这样年纪的女孩过早怀孕，在她们不满意或自以为想要的婚姻中混日子。男人中的大多数人都做着没完没了的工作，还把大把时间花在了看电视、喝啤酒上。对我来说，把这些都抛在脑后并不难。"她说。

布伦达离开家之后走进了新的世界，并且出人头地。在她心里，自己有很强的自制力。她乐于助人，帮助任何需要帮助的人。她创办了一个为无家可归者做饭的服务机构，并在社区服务团体中担任领导。从离家到中年的几十年里，她生活中并不缺乏有意识的一面。但肺炎发作后，一切似乎都结束了。布伦达感到沮丧，不再常约见朋友，不再频繁地参加曾喜欢并为之烹饪的晚餐宴会。医疗方面，她需要通过每天注射胰岛素控制血糖，但医生告诉她，在某些情况下，糖尿病已经造成的损害是无法逆转的。

"我本来打算每周去看三位专家。损伤的视网膜已经影响到了我的视力。我开始有了可怕的肠痛，他们告诉我是憩室病。因为我四肢的血流量减少了，因此我的脚总是冰冷。"布伦达厉声笑道，"我快要崩溃了。我简直不敢相信这一切。"

生活质量的下降并不是突然的——一切都是有迹可寻的，肥胖的迹象时间最长。从那以后，布伦达的血糖开始升高，循环系统、消化系统和视力开始受损。她应该得到同情和关怀（布伦达正在寻求这两者，并且已经得到了它们），因为她生活中无意识的一面正让她付出代价。尽管布伦达的危机让她非常痛苦，但她仍过着正常的生活，经历着熟悉的起起落落。但如果实事求是地看，她已经深陷灰色地带。

有句老谚语叫"缺了一颗马蹄钉"。这句话出自一首儿歌，在汽车取代马匹之前，儿歌在过去的岁月里曾为孩子们所熟知：

因为少了一颗马蹄钉而掉了那马蹄铁，

因为掉了那个马蹄铁而失去了那匹马，

因为失去那匹马而缺了那个骑兵，

因为缺了那个骑兵而失去了信息，

因为失去信息而输了整场战役，

因为输了那场战役而丢了整个国家，

悔之晚矣！全是因为当初少了一颗马蹄钉。

那么布伦达和其他人失去的"马蹄钉"是什么呢？是与身体、与自然、与自己的联系，这些都不是孤立的。你的身体就是你与自然的关系，当这种关系破裂时，你就不再是你自己了。当你逐渐意识到你今天所有的想法以及这些想法和情绪所产生的行为正在实时地影响着身体，你的生活在各个层面上都将得到改变。然而"层面"这个词是有误导性的，因为身心将一切都融合到一个单一的意识中，让你意识到你是谁以及发生在你身上的事情。我们很多人都听说过这样的话，那就是"过去的事已经过去了，无须纠结"。然而你现在的状态却是你的过去所结的果。在很多方面，两者是不可分割的。我们不能改变过去，但我们可以改变现在。

怀疑论者会举手反对这种说法。布伦达的故事是关于她无力治愈的疾病。意识作为一个崇高的目标是好的，但是每个人都有需要治疗的疾病。当她还是病人的时候，处于布伦达类似困境中的人应该怎样自救呢？

这是对怀疑论的一种有礼貌的表达，因为这种怀疑论通常是粗鲁和强硬的。只有药物和手术才是"真正药物"的神话很难消失。由于种种原因，我们最后都去了医生的诊疗室。这并没有否定自我疗愈，而是给了它另一个需要处理的领域。

忧虑和免疫系统

正如我们前面所提到的，主流医学是生物学，认为精神只集中在大脑中。事实上，不仅是医生，大多数考虑这个问题的科学家都会宣称大脑与精神是对等的。我们通过指出身心所显示的智力，一直在不断地打破这个假设（这是一个假设，而不是事实）的有效性。身心信息高速公路使用与神经细胞相同的化学物质向每个细胞传递和接收信息。

这意味着细胞比我们更用心。以免疫系统为例，除非发生某种式的崩溃，否则免疫系统永远不会变得毫无意识。但如果你从事无意识的行为，那么其影响是深远的，还可能会损害免疫细胞的智力。让我们通过介绍心理神经免疫学的发展领域来深入探讨这种相互作用，心理神经免疫学是一门研究心理活动与免疫系统的相互作用的学问。心理神经免疫学是少数几个传统的生理障碍和心理障碍之间没有划分的领域之一。我们已经谈到了长期的丧亲之痛对一个人的健康，包括对他们抵御疾病的能力造成了多大的损害（在鲁迪的父亲因心脏病突发而早逝后的前两个学期里，鲁迪在学校里悲痛万分，他记得自己常被感冒侵袭。他当时不知道这种悲伤转化为免疫力受损的身心联系）。悲伤的破坏作用也可能相当迅速，一项涉及 10 万名新近丧偶的群体的研究显示，在丧礼举办的第一周，死亡率翻了一番。

由于意识无处不在，渗透到了每一个细胞中，心理神经免疫学可能适用于任何精神状态，因为它影响免疫系统。我们把自己局限在一种大家都熟悉的心理活动中：忧虑。忧虑在许多方面是无意识的，它执着地占据着人们的大脑，使人处于紧张焦虑的状态。它阻塞了对问题的理性解决方案，并且它本身不提供任何解决方案。尽管忧虑缺乏效用，但它却是社会上的通病。例如，在 2016 年总统大选之后，盖洛普民意调查显示，忧虑情绪立即急剧上升。但动荡的政治和总统大选总的来说增加了人们的忧虑程度。人们对未来感到焦虑，这是所有忧虑的特征。

忧虑也有一定的存在价值，它激励我们做最好的准备，准备迎接即将到来的挑战或威胁。这大概就是为什么忧虑作为一种进化特征被保留下来的原因。但当它变得持续和无法控制时，长期的忧虑就会对健康造成很大的危害。心理神经免疫学的研究表明，过度忧虑会损害免疫系统，导致从心脏病到阿尔茨海默病等一系列疾病。忧虑是建立在"不安"的基础上的，而这距离"疾病"只有一步之遥。

对于任何坚持认为所需要做的只是用希望来代替担心的人来说，要注意"担心会发生坏事"与"希望好事会发生"并非完全相反的概念。在这两种情况下，都存在一种潜在的不确定性和对未来的不安全感，而且伴随着焦虑。然而，只要希望是一种积极的情绪，与乐观主义和接受等其他积极情绪相联系，希望就能占上风。虽然长期的负面情绪确实可以致命，但积极的观点却有益于疗愈癌症和艾滋病等多种疾病。哮喘、湿疹等病症可通过积极的情绪得到改善，也会因压力、抑郁和焦虑而恶化。

这些积极和消极的影响究竟是通过什么机制起作用呢？这是心理神经免疫学的主旨，它的起源可以追溯到罗切斯特大学心理神经免疫学研究中心的前主任——心理学家罗伯特·阿德尔的工作。1974年，阿德尔和他的同事给实验鼠喂了加了糖精的甜水，接着喂了一种环磷酰胺的化学物质，抑制了老鼠的免疫系统，导致它们犯恶心。后来，当实验者用糖精强迫老鼠进食时，即使用很少量的糖精，老鼠也随之死亡。他们喂给老鼠的糖精越多，老鼠死得越快。阿德尔的结论是，经过充分的条件作用后，仅糖精的味道就足以抑制老鼠的免疫系统，直接导致免疫反应减弱，从而导致致命的细菌和病毒感染，而老鼠通常是能够抵抗这些感染的。大脑和免疫系统之间的密切联系第一次被揭示了出来，由此诞生了心理神经免疫学，这是阿德尔创造的一个术语。"免疫系统是完全自主的"这一概念受到了根本的挑战，人们也以同样的方式开启了许多发现。

1981 年，当时在印第安纳大学医学院，后来在罗切斯特大学的神经学家大卫·费尔滕，通过将胸腺和脾脏中的神经直接连接到免疫系统细胞上，又取得了一个重大发现。1985 年，即将成名的神经科学家和药理学家坎迪斯·珀特在神经系统中发现了一种特殊的微型蛋白质——神经肽，它与大脑中的神经元和免疫细胞相互作用——从而取得了重大突破。这种影响是持久的：神经肽增强神经细胞和免疫细胞的突触，甚至可以改变神经细胞和免疫细胞的基因表达。坎迪斯·珀特的革命性研究是理解身体信息网络运作方式的基础，它进一步证明了神经肽参与了从社交行为到生殖以及免疫反应的广泛活动。

也许没有比压力的影响更能在心理神经免疫学中得到更多的研究，它不断出现在人们以不同方式治愈疾病的各个方面。在免疫方面，慢性应激可以抑制快速抵抗感染所需的免疫（先天免疫）或产生抗体以抵御入侵的细菌（适应性免疫）。慢性应激与频繁的严重感染有关，也与癌症、心脏病和艾滋病的愈后恶化有关。忧虑是一种自我创造的与恐惧相关的压力，在第二章，我们用了一个很长的篇幅来讨论如何减压。

尽管心理神经免疫学引发了人们关于精确定位身心联系的生物学研究的兴趣，但这种联系的力量仍然没有被充分认识。与此密切相关的是诺曼·库辛斯的案例，他是《周六评论》的全职编辑，一位和平活动家，晚年是一位在身心疗愈方面极具影响力的作家。他无意中发现笑有治愈的力量，这一发现一度被广泛讨论，但值得重复一下"笑声在线大学"网站上讲述的细节：

1964 年，在一次充满压力的俄罗斯之行后，库辛斯被诊断出患有强直性脊柱炎（一种导致胶原蛋白分解的退行性疾病），这使他几乎遭受持续疼痛，而他的医生说他将在几个月内死去。他不认可此说法，并认为如果压力是导致他生病的原因（他在去俄罗斯之前没有生病），那么积极的情绪应该会帮助他缓解症状。

在医生的许可下，他出院后住进了街对面的一家酒店，开始服用高剂量的维生素 C，同时连续不断地看幽默电影和类似的"笑料"。后来他声称，当没有其他东西甚至吗啡，可以帮助他的时候，10 分钟的开怀大笑能换来两小时无痛睡眠。他的病情稳步好转，四肢慢慢恢复了功能。不到六个月，他就恢复了元气；两年后，他又回到了《周六评论》的全职工作岗位上。他的故事使科学界感到困惑，并激发了许多研究项目。

库辛斯开始了一场个人运动，宣传他的康复疗法及其对医学的影响，并取得了很大的成功，却遭到了医学界的强烈抵制，而此时距离阿德尔对老鼠死于糖精味道的实验还有十年的时间。库辛斯的故事是安慰剂或非安慰剂效应的表亲。五十多年后，如何将身心联系引导到治疗中，仍然比科学更为神秘。也许最简单的经验就是库辛斯一开始就学到的，把忧虑和焦虑转化为欢笑可以使一切变得不同。

在医生那里：做你自己的支持者

库辛斯的治疗有一个教训，那就是不要被动地接受治疗。当他接受电台采访时说：

"我问医生是否有完全康复的机会时，他向我坦白，承认其中一位专家告诉他我有五百分之一的机会。专家还说，他本人没有目睹过这一综合情况的恢复案例。所有这些让我想了很多，在那之前，我或多或少地倾向于让医生来操心我的病情，但现在我觉得有一种要参与到行动中去的冲动。我似乎很清楚，如果我是五百分之一的人，我要做的不仅仅是一个被动的观察者。"

当普通人去看医生，出现在急诊室或进入医院时，能控制接下来发生的事情的可能性微乎其微。我们把自己放在医疗机器的手中，而医疗机器实际上依赖于个人——医生、护士、医生助理等。人类的行为包括失误和错误，这些在医疗保健中会被放大，在医疗保健中，误读病人的病历或没有注意到特定症状可能是一个生死攸关的问题。像基因治疗和毒性癌症治疗等高科技药物的风险显著增加，因为错误的范围更广，使得任何治疗都更加复杂。公平地说，医生们尽最大努力挽救那些在 30 年以前只能听天由命的病人，但他们成功的概率很低。

风险和错误并存，但公众对令人不安的事实了解有限：

· 仅在美国的医院，医疗失误每年就造成 44 万人死亡。人们普遍认为，这一数字可能非常不准确，因为无数的错误被瞒报——死亡报告只提供直接死因，许多医生联合起来保护他们的职业声誉。

· 众所周知，每年"不良事件"的直接费用损失估计达数千亿美元。

- 间接费用，如过早死亡和不必要疾病造成的经济生产力损失每年超过 1 万亿美元。

几乎没有涉及病人想到自己处于医疗错误时的恐惧，病人在意的是医生的探访时间太短。2007 年对最佳初级保健访视的分析发现，访视平均时间持续 16 分钟，其中 1 ～ 5 分钟用来讨论患者提出的所有问题。这一数字是估计数的最高值，因为根据其他研究，与医生或其他保健提供者面对面的时间平均只有 7 分钟。医生把主要责任归咎于越来越多的工作要求，要求他们填写医疗报告和详细的保险索赔。病人倾向于相信医生希望尽可能多地吸纳付费顾客，或者干脆认为病人并不重要。

按照这一思路，2016 年，著名心脏病专家约翰·列文森博士和卡莱布·加德纳博士在《华尔街日报》上发表了一篇题为"关掉电脑，倾听患者心声"的评论文章。他们坚持认为，目前由卫生系统和政府强制推行的电子医疗记录"降低了临床医生和患者之间的关系"，并导致"美国医疗保健的公司化和非专业化"。抱有同样担心的医生支持波士顿的劳恩研究所，这是一家致力于恢复专业精神和医疗保健关怀意识的非营利机构。虽然他们相信医学信息处理有存在的合理性，但医生们不得不花更多的时间处理医疗表格，而不是与病人交谈。

因此，正在进行一项新的运动，运动倡导设立密切患者和医生联系的"支持者"。支持者可以说是在任何医疗情况下代表病人最大利益的人。这个人可能是一个善意的亲戚，帮助一个年长的病人了解发生了什么事，或者他介入做一些伴随性的工作，比如去取处方和整理医疗账单。但越来越多的人认为，需要一位经过专业培训的支持者来缓冲医疗体系中不断增加的风险，因为在这个体系中，医生和病人之间交流的时间越来越少。如果我们回到布伦达的案例中，可以发现几个方面都可以证明支持者存在的重要性。最重要的是，她没有被告知肥胖症和 2 型糖尿病之间的联系。如果早在几年前有这么一个支持者提醒她的话，她就可以避免健康状况的螺旋式下降。布伦达经常出入医生的办公室，但她接受治疗的疾病仅限于她那周出现的症状，没人把整件事放在一起。况且这还不是最复杂的案例，如果有支持者，结果会是怎样呢？

支持者会发现其中的问题，显而易见，设立支持者的建议已经引起了一些医生的敌意。医生们习惯于以绝对的权威来统治他们的领域，很少有医生希望有一个支持者在房间里提问，提出他们自己的意见，并可能发现错误。最坏的情况是，医疗事故诉讼的"幽灵"隐约可见。职业支持者相当年轻，但坚持认为照顾病人的最大利益是有好处的，医学界对此表示怀疑。

结果，至少现在是这样的，任何想要一个支持者的病人必须自己扮演这个角色。问题的核心是"被动性"。当我们向医疗机构"投降"时，无论是在医生办公室、急诊室还是医院，我们都不应该放弃一切。戳戳碰碰是侵入性的，接受各种各样的测试可能会有压力。从进门的那一刻起，我们基本上就变成无名氏——一系列的症状代替了这个活生生的人。有些医生和护士会认真对待这些负面影响，并会不遗余力地提供个性化诊疗。在一个更加注重缺乏人情味的效率的体系中，这些人应该因他们的人道同情心而受到赞扬。

你可能喜欢你的医生，觉得他或她在乎你，但这不排除你是自己的支持者。恰恰相反，医疗过程中固有的压力是你想要克服的。首先是担心和期待的压力，通常被称为白大褂综合征。我们都记得，当我们还是孩子的时候，想到学校护士要给自己打针，或者在开钻之前坐在牙医的椅子上时，自己是多么地害怕。研究已经证实，预测一个紧张的情况会引起和实际承受压力一样大的压力反应。在一项研究中，受试者被分为两组，一组发表公开演讲，另一组被告知他们将发表演讲。两组人都感到压力很大，但研究人员想测量他们从压力中恢复的情况。

恢复涉及三件事：心率和呼吸恢复正常，以及降低情绪（如焦虑）反应的报告。两组的恢复情况相似，这表明你预期但并未经历过的压力可能和真正的压力源一样具有潜在的破坏性。此外，人们在恢复过程中如何报告他们的情绪状态是一个很好的预测心脏和呼吸功能的指标。换言之，如果你情绪上感到压力过大，身体也会感到压力过大——这一点毫不奇怪。

这怎么适用于去看医生呢？第一，正如我们所提到的，一旦在去看医生之前就有压力，你在医生那里也会有压力。第二，在压力下，人们变得精神错乱和分心。第三，当医生或护士进入房间，在你需要清醒头脑的时候，压力可能最大。作为你自己的支持者，你不想在任何时候屈服于压力。你的目标是提出正确的问题，得到有用的答案，并了解将来会发生什么事情。（每个人都忘不掉离开医生办公室的那一刻的沮丧之情：突然想起所有你想问的事情，但当时要么是忘记了，要么就是压力太大而没有提出来。）

克服医疗压力的一个关键因素是要意识到它正在影响你，以及它是如何影响你的。记住让压力变得更严重的主要因素有：重复、不可预见和失控。就去看医生或进医院而言，重复意味着一个个压力事件接踵而至，比如连续接受几次检查，或者不同的人反复问同一个问题。不可预测性意味着你不知道医生和检查的人会给出什么结果。失去控制意味着发生在你身上的一切都是由外部力量支配的。让我们逐一面对这些因素。

重复：在医疗环境中，你会觉得自己就像传送带上的物体，每次停止时压力都会重复。通常不可避免的是，你必须接受一组测试，或者不同的人问你同一个问题。最糟糕的重复可能是为了同样的疾病或治疗而不得不反复地回到医生或医院那里去。一个解决办法是从精神上离开传送带，这是通过回归正常生活的感觉来完成的，即使你身处陌生的环境。你可以简单地和别人聊聊天、冥想、听有声读物、做一些文书工作，或者给朋友发信息。你在舒适区的日常活动让你置身于正常的世界。

不可预测性：在互联网时代，医疗保健不再像过去那样不可预测和陌生。关于疾病和健康的每一个方面都有大量的信息，数百万人正在利用这些信息。这些信息最大的用处就是要一直等到你知道自己出了什么问题才能用得上，最坏的用途是根据你已出现或认为会出现的症状在黑暗中焦虑地摸索。你在医生诊疗室或医院里时，得别人告诉你下一步该怎么做，而被动地等待一个不可预知的事件会导致压力增加。（牙科医生能够敏锐地意识到病人在椅子上的焦虑，现在都会提前按规定解释诊疗程序的具体步骤，在整个过程中让病人安心。他们还试图对即将到来的疼痛或不适程度持现实态度，因为在治疗方面利用"糖衣战术"会导致病人对医生不再信任，这本身就是一种压力。）

失去控制：把自己交给陌生人并由其为自己提供服务要承受巨大

的压力，但它在医疗中却又是不可或缺的。了解到你将处于这样一种境地，我们这里有很多方法可以让你感觉一切尽在掌握：

- 了解病情。不要放弃找出身体到底出了什么问题的机会。这并不意味着你要去挑战你的医生。如果你觉得有必要把在网上看到的东西告诉医生，那你就不是在对抗医生，而且现在大多数医生都习惯了见多识广的病人。

- 如果疾病不是暂时和轻微的，请联系与你进行相同诊断和治疗的其他人。这可能涉及一个支持小组，其中许多人都在线上，或者只是在候诊室或医院与另一个病人交谈。

- 如果你正面临一场旷日持久的疾病，加入线下或线上支持小组。

- 记录你的健康问题和你在康复方面所取得的进展。

- 寻求朋友的情感支持，他们有同情心并且想帮助你（换句话说，不要依赖只能容忍你的人）。

- 与你的护理人员建立个人联系——护士和医生助理通常比医生更容易接近，也有更多时间。理想情况下，这种关系应该建立在你们有共性事物的基础上（家庭、孩子、兴趣、爱好），而不仅仅是你的疾病。

- 抵制在沉默中受苦和独自前行的诱惑。自我孤立会带来一种错误的控制感。真正有效的是尽可能保持正常的生活和社会交往。

遵循这些步骤将大大有助于实现支持者的目标，即始终为患者的最大利益服务。但仍有一个未知困难，那就是医疗失误的可能性。研究表明，不良事件与患者无法控制的因素有关，如护士、实习生和住院医师因长时间工作而产生的疲劳感和劳累的日常生活。在医院繁忙的日常工作中，一些病人被欺骗、忽视或者误诊是不可避免的。

泰特·沙纳费尔特博士在2009年的《美国医学会杂志》上写道："涉及几乎所有医学和外科专业的许多全球性研究表明，每三名医生中大约有一名在某个时段出现过筋疲力尽的情况。"戴克·德拉蒙德博士在一个致力于缓解医生职业倦怠的网站"快乐医学博士"上发表文章说，为了理解这个问题，可以想一下从银行账户中提取能量，其形式有三种：体力（只需要持续工作）、情感能量（保持专注和富有同情心）、精神能量（为了记住你的目的和为什么要做作为医生所做的事情）。每个病人都可以从这个充满活力的银行账户中提款。诀窍是为下一个病人在账户里保留足够的余额。

作为一个病人，你越有见地和好奇心，情况就越好。如果你知道会发生什么事情，就可以发现某些时候可能出了问题。但医疗失误还是令人担忧，你最不想做的就是和那些关心你的人建立敌对关系。这里有一个要做什么和要避免什么的总结。

要做

- 一定要自己照顾自己。
- 一定要告诉医生和护士你喜欢参与其中。
- 当你需要的时候，一定要询问额外的信息。
- 一定要提出你的疑问，比如你不确定服用的药物是否有效，或者是否要去接受医生检查。
- 如果你已经离开舒适区，一定要告诉别人。

· 在以上所有方面都要保持礼貌。

· 有必要时一定要表扬医生和护士，表示感谢是没有错的。

要避免

· 不要表现出敌意、怀疑或苛求。

· 不要挑战医生和护士的能力。

· 不管你有多焦虑，不要唠叨或抱怨。把这些感觉留给家人、朋友，或是支持小组的成员。

· 不要假装与那些给你治疗的人了解得一样（或更）多。

· 住院时不要反复按呼叫按钮或跑到护士站。相信他们的日常工作。要明白病人给护士打电话的主要原因是出于真正的需要而不是焦虑。

· 不要扮演受害者的角色。向你的护理人员表明，即使在艰难的环境中，你仍保持着正常的安全感、控制感和良好的情绪。

关于医疗失误最重要的发现可能是，它们往往是由于缺乏沟通而导致的。问题主要产生在医生和其他医务人员之间，因为他们的医嘱在转达过程中缺乏明确、耐心和充分的表述，甚或在转述过程中原意尽失。如前所述，如果你对自己的疾病和治疗情况了如指掌，那么你最有可能发现沟通的失误之处。但实事求是地说，这是一个病人无能为力的领域。事实证明，医学界非常不愿意处理这个问题，甚至不愿意去承认问题已经产生的严重后果。

社会类别在这里很重要。在某些群体已经处于不利地位的情况下，最有可能发生医疗失误。如果你是老年人、穷人、受教育程度较低的人，或者属于少数民族，那么你就不会和年轻人、白人、受过高等教育和家庭富裕的人处于同一个位置。人们已经见怪不怪了，特权确实有它的优势。但即便如此，我们每个人都应该为病人实际能做的事情负责，以尽量减少沟通失误。这意味着：

清楚地描述自己的症状。

以现实的方式陈述你的期望，是想从痛苦中解脱出来，从治愈中解脱出来，从一些进步的迹象中解脱出来，还是让自己确信最坏的事情不会发生在自己身上？患者有不同的期望，你需要清楚地知道自己的期望，以便医生和其他护理人员也能知道。

当你对自己的情况不了解时，就大声说出来。

询问给你开的处方药的副作用。

如果你所问的问题没有得到答复，不要害怕告诉别人。

我们已经详细讨论了这个话题，因为它代表着比去医院更重要的事情。当你成为自己的支持者时，你是有意识的，而不是无意识的，自我关心的程度至少和别人关心你一样多。拥有这种自我关心的态度，你就是一个治疗师。

病人维权运动引起了医生的怀疑，因为它颠覆了病人护理的常规，这种常规情况下医生是要完全负责的。变化可能来得很慢，因为另一边会有组织地抵抗。同样，如果你告诉医生你是一个治疗师，他的反应也不太可能是积极的。他多半可能会认为你在篡夺他的角色。但我们希望你在读了这篇文章之后，要相信这样的挑战是不存在的。我们的身体已经让我们成为自我疗愈师，我们有意识和无意识的选择决定了我们是在帮助还是阻碍康复情况。

最基本的选择是要有意识而不是无意识。这一决定丝毫不代表对医学界的攻击。如果你参与自己的护理，而医生或护理人员的行为表现得像是受了冒犯，那么他们已经犯了医疗错误。好医生不仅欢迎自主参与其中，而且欢迎自力更生和信任医生的病人。这两种态度并不是相互排斥的，因为最终医生和病人都有一个共同的目标——尽可能地提升康复效果。

— 第 8 节 —

信仰的潜在力量

在人工智能的稳步发展中，信念是计算机永远无法获得的人类智慧之一。计算机的真实性完全是建立在这样一个事实基础上的，即这些事实可以转化为"1"和"0"的数字语言。即使假设冷酷的计算是比人们理性和感性的混合更好的思维方式，那也是人工智能的拥护者相信、怀疑论者不相信的假设。信念使我们更人性化（没有其他生物表现出这种精神品质），但信念是如何起作用的仍然是一个谜。

"只有我看到了我才会相信"或"只有你相信了你才能看到"哪句更真实？两者皆不，尽管它们是对立的，但每一句陈述充其量只是半个事实。每一位临床医生都经历过病人因知道诊断结果而死亡的事情。这说明听到坏消息是多么让人痛苦，即使潜在的疾病可以治疗，生命还可以延续数月或数年，病人的病情也会迅速恶化。在这些例子中眼见并非为实。两个被诊断为肺癌的人可能有相同的 X 光片，但他们的存活率无法预测，肿瘤学家也无法保证他们两人的存活率相同。

有一个医学院的老笑话，讲的是一个女人去医生那里做年度体检，她告诉医生怀疑自己得了癌症。医生给她做了一系列测试，告诉她一个好消息，她非常健康，没有任何癌症的迹象。她第二年又来了，再次告诉医生觉得自己得了癌症，但检查结果仍然没有发现有恶性肿瘤的迹象。这种情况持续了几十年。最后，当这个女人 75 岁的时候，医生说："很抱歉地告诉你，你得了癌症。"

"我早就告诉你了！"那女人得意地叫道。

我们是如何将信念通过一种身体状况变现的呢？这就是奥秘所在。许多医生坚持给出一个完全是身体方面的解释，指出这是因为免疫系统或大脑发生了变化，但我们生理上的这些变化是身心活动的证据。一旦开始谈及信念，就不得不回答"为什么"这个难以捉摸的问题。例如，有充分的记录表明，被解雇或失去爱人等创伤性心理事件会降低一个人的免疫反应。研究还表明，大脑本身可以固执地"相信"一个谎言。这就是所谓的幻肢现象，即手臂或腿被截肢，但患者仍能感觉到缺失的肢体的形状。这种幻象常伴有疼痛和不适，即使大脑知道真相，大脑仍然坚持相信那部分肢体依旧还在。

当身体做一些我们不喜欢的事情时，"为什么"变得更加个人化——为什么这件事发生在我身上，完全因为身体的答案是不可靠的。即使是在简单的日常情况下，也需要一个完整的系统方法。例如，在冬季感冒不仅仅是接触到感冒病毒的问题。有些人有"情感免疫力"，即使你将一剂纯感冒病毒直接灌入他们的鼻子，这种免疫力也能保护他们免于感冒。

这正是卡内基梅隆大学和匹兹堡大学的一个研究小组对 276 名成人进行的研究。病毒进入血液，几乎感染了所有人，但实际上只有一定比例的人出现了感冒症状。为什么？研究人员认为这是由人际关系造成的差异。结果证明这是正确的，不仅如此，效果还可以量化。受试者被问到他们有多少种社会关系——从家庭和朋友到俱乐部、同学、教堂和志愿者工作，共分为 12 类。每有一种社会关系得一分。

这种关系中可以是面对面或是打电话接触，但每两个星期至少要联系一次，所以最大得分是 12 分。

关键的发现是，只报告有一到三种社会关系的人比报告有六种或六种以上社会关系的人更容易出现感冒症状。如果一个有嘘寒问暖和煲鸡汤的慈母的人比一个孤独的鳏夫有着更大的免疫力，那就不奇怪了。但这项研究有点令人困惑，因为重要的是关系的数量和多样性，而不是他们关系的亲密程度。即使考虑到有吸烟、抗体、运动和睡眠等身体危险因素，融入广泛的社交网络也会产生"情感免疫力"。

和以前一样，找到一个身心现象的证据并不困难。难的是要如何解开源于心里的"为什么"这个结。最易于着手的地方是从安慰剂效应开始，这几乎是每个人都熟悉的术语，尽管多年来一直在尝试，但这个术语仍有待解释。

做你自己的安慰剂

医学的进步取决于可靠地知道什么有效，什么无效。没有人愿意服用无效的药物或营养剂。也许你在考虑一种非处方顺势疗法。它对你有效果吗？如果它只对一部分人有效果，可以接受吗？虽然这些是基本问题，但有一个未知因素需要考虑。如果你接受了顺势疗法，而且感觉好了一点，那么也许物理产品并没有真正地产生作用，改善你的只是你的信念。

事实上，你的信仰，从小的条件反射，甚至从父母那里遗传下来的基因都属于未知因素。顺势疗法或任何其他药物或补充剂，只能决定治疗的部分结果。安慰剂效应带来的是完全没有活性药物成分的康复，非常诱人。如果你能成为自己的安慰剂，那么最安全的治疗方式将由你自己来决定。你身体里的每一个细胞都知道它需要什么而防止吸收其他东西。整个身心都是这样的吗？如果真是这样，我们只需要接触完全支持自身细胞的自我层面，有意识地提供细胞所需要的东西就可以了。

在决定这是否是现实的可能性之前，让我们更深入地研究整个现象。在医生中，安慰剂效应是迷人的，同时也让人感到困惑和沮丧。实际上，很少有医生敢用假药丸代替真药治疗病人。但在临床药物试验中，必须排除安慰剂效应，否则药物的疗效就无法得知。

"Placebo（安慰剂）"这个词的意思是"我会取悦"，曾经在祈祷中使用过的词组"Pacebo Oomino"，意思是"我会取悦上帝"。即使在今天，这个词仍然具有宗教意味，因为一些安慰剂效应来自在医生办公室或医院接受药物治疗的仪式。直到18世纪，安慰剂一词才被用来指一种"诱饵药"。美国麻醉学先驱亨利·诺尔斯·比彻在20世纪50年代对安慰剂效应进行了研究，是现代医学中对安慰剂效应最早的研究。

比彻曾在第二次世界大战中担任前线医生，在那里他观察到一些受伤严重的士兵能明显弱化疼痛感，他们都没有要求吃止痛药。比彻后来在哈佛和马萨诸塞州总医院发表了一篇开创性的论文，他在论文中提出，对疼痛的感知并不总是取决于受伤或疾病的严重程度。今天，这一原则被广泛接受——我们知道，唯一可靠的测量疼痛程度的方法是让患者对自己的疼痛进行评分。1～10分的范围内，疼痛级别从低往高排列，有可能一个人评分为10分的痛苦，在另一个病人那里的评分则是7分甚至更低。

　　比彻问道："人们对疼痛的感知是否会被人们对安慰剂的信念和期望所影响？"他接着进行了一系列临床研究来验证他的假设，最终得出结论，在大约35%的成功治疗中，安慰剂效应是起作用的。这一发现在当时震撼了医学界，而这一发现的冲击波效应在未来几十年传播得更广。后来的研究发现，安慰剂效应更为普遍，在治疗效果中占到了60%的比例。例如，在一项对主要抗抑郁药（化学上称为氟西汀、舍曲林和帕罗西汀）的研究中，50%的良好效果要归功于安慰剂效应，只有27%的效果是由药物本身所产生的。

　　比彻的发现也对医学界产生了间接影响。例如，在接下来的半个世纪里，医生告诉病人真相的态度发生了根本性的变化。公认的做法是不把致命的诊断结果告诉病人，因为怕这消息弊大于利。1987年9月，日本裕仁天皇被诊断出患有肠癌时，宫廷医生并没有告知他这个结果，直到1989年1月，也就是一年多后他去世，他都对自己的病情一无所知。今天，我们生活在一个讲真话的时代，每个病人理所当然都希望医院能够告诉自己诊断的结果。但安慰剂效应的另一方面，反安慰剂效应也是真实存在的：人们相信事情会变得糟糕，这一信念也会产生强大的影响。

　　反安慰剂效应可以说是自己造成的。在2017年对1300多名被诊断为非脂性谷蛋白过敏性患者进行的一项研究中，40%的患者在盲临床试验中对谷蛋白没有实际的过敏反应——也就是说，患者不知道他们是否接受了真的谷蛋白。在这些病例中，只有16%的病例是在先前的诊断测试中发现的谷蛋白过敏症状。结果表明，40%的人在接受谷蛋白试验后没有任何症状，而出现症状的患者可能在日常生活中经历了反安慰剂效应。

20 世纪 80 年代，一种奇怪的、致命的"反安慰剂效应"发生在一种人们在睡梦中死去的流行病中。在这种情况下，几十名离家数千英里的东南亚移民（30 岁刚出头的男性）开始死亡，死亡时他们都处于睡梦中。这个神秘的事件集中在苗族男性，他们还有一个共同点，那就是患者最初都来自老挝。这一医学谜团被命名为突发性夜间死亡综合征。

随后的采访将揭示苗族男子是被他们精神世界里的信仰杀死的。据幸存者报道，他们在睡眠中死于心脏病发作，而实际上是"被吓死了"。医学上的共同特点是"睡眠瘫痪"，这种无害的自然现象发生在每个人的深度睡眠中，发生的时候人们的四肢变得不能动。但在这里，瘫痪是清醒梦的一部分，做梦的人相信他已经睡醒了，而且恐怖地发现自己瘫痪了。

在许多文化中，睡眠瘫痪长期以来都与夜间恶行有关。在印度尼西亚，它被称为 digeunton（"用力压"），在中国被称为"鬼压床"。"噩梦（nightmare）"一词来源于荷兰语 nachtmerrie，其中的 mare 是一种女性超自然存在，躺在梦中人的胸前直至梦中人窒息而死。在西方许多地方，它被称为"老巫婆"综合征。这种无法动弹的恐惧，与先前存在的文化信仰相结合，导致人们相信这种状态是恶魔所为。

因为安慰剂是一把双刃剑，所以会出现各种各样的问题，比如，安慰剂最终会产生相反的效果吗？会伤害到病人吗？有一项研究对抗抑郁药的疗效提出了更高的要求，认为抑郁症治疗的成功率高达 75% 都要归功于安慰剂效应。公众对"抗抑郁药不起作用"的标题有很强的负面反应，因为这损害了他们对药物的信心。当他们得知自己被骗的时候，再次面对抑郁时会感到孤立、无助。但对于这种疾病，药物依赖性仍然很高。百忧解国家并没有准备好变成安慰剂国家——当然也不会变，最受欢迎的抗抑郁药的市场愈加火爆。

而且，你甚至不需要药片来产生安慰剂的效果。当肠易激综合征患者接受假针灸治疗时，这些针头从未真正穿透皮肤，令人吃惊的是 44% 的受试者声称他们的症状（包括消化问题和与肠易激相关的疼痛）有所改善。此外，当假手术与针灸师的积极强化和鼓励相结合时，62% 的受试者声称自己症状有所改善。

在很长一段时间里，解释安慰剂效应就像进入一个黑匣子，一个科学家对一种与因果无关的现象的称呼。在这里，没有人知道在服用安慰剂和后来观察其效果之间发生了什么，或者说根本就没有效果。药物受到风马牛不相及心理的阻碍，因为糖丸（苹果）的物理性质与药丸（橘子）的心理性质不符。当出现一个完整的系统方法时，我们才不会陷入这种困境，因为没有黑匣子。安慰剂效应之所以起作用，是因为它跨越了身心之间的人为界限。这里有一个示意图来显示发生了什么：

安慰剂 ——→ 解释 ——→ 结果

在安慰剂效应中，没有真正的外界因素发生效用——恰恰相反，你所经历的一切都要经过解释才能产生效果。在一个经典的安慰剂实验中，患有慢性恶心的病人被给予一种药物，同时被告知这种药物会使他们的恶心消失，在约 30% 的病例中，确实起效了。他们没有被告知的是，这种药物其实会引起恶心。因此，解释的力量超越了糖丸，尽管糖丸无害，但能改善症状。现在，尽管药物对人身体有作用，实验者还是看到了症状有所改善。尽管比彻最初的发现令人震惊，但这种新发现尚未对医疗行业产生应有的影响。

没有必要展开一连串的安慰剂试验，因为这些试验都得出了相同的结论。但是为了强调这种效果是无可争辩的，我们想展示这种效果无所不在——它超出了假药的范围，扩展到了像假手术那样大型的医疗体系中，而且整个身体系统可能因为受到安慰剂的影响，远远超出对疼痛的最初感知。以下是一些研究重点：

- 在 2009 年的一项试验中，患者接受了缓解骨质疏松引起的疼痛治疗，该过程包括通过注射骨接合剂修复受损椎骨。安慰剂组没有接受注射，但是医生给他们的脊椎施加压力，同时让他们闻到医用黏合剂的味道。两组的疼痛缓解程度相同。最后，安慰剂的结果有助于证明实际治疗的结果是无效的，因为安慰剂被证明是有效的，它将优于假手术。（这仍然回避了一个问题，即严格依靠安慰剂效应来缓解疼痛有多大价值。）但是，如果那些服用安慰剂的人也仅仅是因为相信治疗的前景而受益的呢？

- 在作为研究阿尔茨海默病带头人的职业生涯中，鲁迪一直在基因水平上追踪这种疾病，来找出如何对抗那些搅乱阿尔茨海默病患者大脑并破坏神经细胞的斑块。他积极参与了药物研发以阻止这些斑块形成的紧急任务。对澳大利亚研制的一种有希望的新药 PBT2 进行了小规模试验，其目的是清除现有的斑块。

  作为安慰剂，受试者拿到了一种惰性的红色药丸，并在治疗前后使用脑成像评估斑块水平。服用 PBT2 的受试者在服用该药后确实显示平均斑块变少，但安慰剂组的平均斑块相比更少。不幸的是，这足以判定试验药物是失败的。然而，从更广的角度来看，安慰剂可以导致实际的生理变化，而不仅仅使患者减轻疼痛和不适的主观感觉。如果信念和期望能改变大脑，那么它们的力量能延伸多远？

· 由于信念在安慰剂效应中是如此重要，似乎有必要进行欺骗，以激发患者对他可能服用的实际药物的信任。但哈佛大学的安慰剂研究专家泰德·卡普丘克正在研究消除欺骗因素的可能性。他预先告诉病人他们将服用安慰剂，但也告诉病人安慰剂有多么强大和多么有效。在一项关于肠易激综合征的试验中，发现接受安慰剂治疗的患者中大约有 59% 的人有改善，而未接受治疗的对照组为 35%。结果似乎是不太明显的，但他们认为给予安慰剂与什么也不做是不一样的，这是一些医疗领域仍然存在且挥之不去的偏见。

如何改变你的解释

尽管安慰剂效应的实际原因尚不清楚，但毫无疑问，信念、期望和感知发挥了关键作用。早在 1949 年，首创性的研究者斯图尔特·沃尔夫就提出安慰剂效应受个人感知的影响很大。他写道："身体的机制不仅能够对直接的物理和化学刺激做出反应，而且能够对象征性的刺激、词汇和事件做出反应，这些刺激、词汇和事件以某种方式为个人赋予了特殊的意义。"

我们通常不认为符号塑造了我们的现实感，更不用说塑造了我们的身体。但是当我们还是个孩子因病卧床的时候，通过服用一颗白色的小药丸，期望身体能好起来，由此进入了符号的世界。药丸的成分对我们来说是未知的，但它象征着康复，更多的符号开始在我们的头脑中占据一席之地。暂停一下，看看你是否同意或不同意以下关于医生的陈述：

同意／不同意：如果你想保持健康，请远离医生。

同意／不同意：如果与医生有任何关系，医疗费用将永远不会下降。

同意／不同意：医生要求我们信任他们，但当一项医学研究说 A，而下一项研究跟 A 唱反调时，这就很难了。

同意／不同意：医生是大制药公司赚钱的机会。

同意／不同意：大多数医生希望你尽快离开他们的诊疗室。

理性地说，每一种说法都是可以用事实检验的，但大多数人会根据其他标准（他们在医疗保健方面的好或坏的经历，从媒体上读取的故事，从朋友和家人那里获得的建议，对高收入者的好或坏的感觉，等等）立即同意或不同意。我们很少费心去理清做出仓促判断的个人原因，但我们也不想在事实真正得到证实时退缩。那些关于医生的负面言论把他们变成了不良个人品质的象征：贪婪、无能、自私、冷酷，甚至是彻头彻尾的不诚实。

符号是如此强大，以至于理性的头脑很难把它们消除掉。与仓促判断的确定性和简单性相比，针对那些同样消极的陈述的反驳是枯燥和谨慎的。例如：

- 并非所有的医生都如笼统描述的这般。
- 要验证有多少医生真的表现出这些不良特征，还需要进行统计研究。
- 这样的研究很可能是不可靠的，因为判断是如此主观。
- 医生被指控做的每一件坏事，都有他自己的出发点。

我们本可以提出一系列积极的观点，把医生变成专业、教育、关怀、奉献、同情和无私的积极符号。一名肆无忌惮的医疗保险骗子在佛罗里达州的一家药厂实施诈骗，这与"无国界医生"组织成员在西非抗击埃博拉疫情的做法截然不同。我们对医生的印象始于童年时期，这些符号已经成为我们内心根深蒂固的信念、习惯、条件、恐惧和先入为主的观念。这些观念在积极和消极之间来回摆动。因此，安慰剂或反安慰剂远远超出了通常的定义。没有人能权威地说，一个符号，似乎是如此抽象和不可逾越的东西，如何能创造生理上的变化。但是，我们对安慰剂效应的讨论，无疑留下了这样一个事实：个人经历的代谢与食物、空气和水的代谢效果是一样的。从理论上讲，我们可以跟踪一棵西蓝花中的每一个分子，看看它在身体中的位置，但这不是一个真实的体验，因为心灵和身体的联系从一开始就是无形的，只会在化学反应的后期触发物理效应。

斯坦福大学心理学家阿莉娅·克拉姆在 2017 年做了一项研究，呼吁对疗愈的非物理方面进行更多的研究。"我们长期以来一直被安慰剂效应所迷惑，"她说，"但是安慰剂效应并不是对糖丸的神秘反应，而是身体的自然愈合能力、病人的心态和社会环境三个组成部分的强大和可测量的影响。当我们开始看到安慰剂的实际效果时，我们可以停止将其视为医学上的多余，并可以努力有意地利用其潜在成分来改善医疗保健。"

如果你不得不愚弄自己，那么做自己的安慰剂显然是不可能的。卡普丘克消除欺骗因素的策略为另一种方法打开了大门，但即使在这里，医生告诉你安慰剂可以成为强效药的象征性效果也有一定的意义。你告诉自己服用糖丸可能会缓解偏头痛或腰痛，这是行不通的——你最好不要服用糖丸，而是喝上一杯水。但你可以通过灌输一个触发安慰剂效应的信念来激活它：对被治愈的积极信念。

疗愈信念的标准
· 它必须有足够的说服力来激发信心。
· 它必须消除一种消极的信念。
· 它对你一定要有个人意义。
· 它必须带来积极的结果。
· 它在效果上必须是可靠的和可重复的。

这些标准中的每一项都是现实的和非系统的，尽管有些人会争辩说，像信仰疗愈、心灵疗愈和像巫毒教这样的本土邪教现象的强大影响与单子上的一切都纠缠在一起。如果对信念疗愈不设立场，我们认可坚信自己的力量——这就是控制疗愈反应的来源。但是，一种信念可以灌输信心的层次不同。听一个朋友说"我肯定你会好起来的"和一个受人尊敬的医生告诉你同样的事情相比，你朋友的话产生的效果微乎其微。然而，没有什么比建立自己的信念体系更强大了。更重要的是，要知道每个人的信念体系都是活力满满的而且可以瞬间变化的。想象一下，你应朋友的邀请去参加一个聚会，但你不知道会发生什么，在去聚会的路上你会问都有谁会去那里。你的朋友可能会回答：

"只是一些办公室里无聊的人。"

"汉密尔顿的百老汇演员。"

"一群民权活动家。"

"一些刚出狱想要重新开始的罪犯。"

这些答案将对你是否会喜欢这个聚会产生截然不同的影响。它们触发了我们一直在讨论的安慰剂效应，包括预期、感知、结果和符号。我们以解释的名义把它们聚集在一起，这是个将经验数据转化为实际经验的过程。解释可以看作是一系列过滤器。当你盯着某物，听到话语，或面对日常情况时，你的过滤器会问：

- 我是想要这段经历呢，还是应该把它拒之门外？
- 多大程度上会感觉好起来？多大程度上会感觉不好？
- 我以前来过这里吗？如果是，我有过什么反应？
- 这是我现在就得注意的事吗？
- 我需要说些什么还是做些什么吗？
- 我在乎吗？

一旦你意识到解释的过程，就可以改变它的任何方面。在相反的极端，你可以用默认的反应盲目地回应，就像一个讨厌菠菜的孩子，不管她父母费了多大劲儿去哄他。这一章的要点是，你的细胞正在倾听你的解释，并将其作为自己的经验来回应。"我讨厌菠菜"会引发呕吐反射（或假装有呕吐反射），而父母的血压也会随之升高。

所以让我们接受（你的信念以及所有其他的解释元素，一直在激活身体的反应）这样一个事实。这是你有意识的选择，从你选择信念开始逐渐使得任何情况都能治愈。最能治愈的信念包括：

- 我自己幸福安康。
- 我可以自控。
- 无论需要面对什么，我都能接受挑战。
- 我感到安全和无所畏惧。
- 我有家人和朋友的支持。
- 他人爱我，我也以爱回报他人。
- 我认可自己。

请注意，只有第一个信念（"我希望快乐和健康"）涉及健康，然后其他只有暗示，其他的信念与你如何跟自己相处有关。这本书的主要观点是一切都归结于自我，在很大程度上，你的"自我"是一个信仰体系。信仰不像一件你可以穿上或脱下的外套，它更像是一个无形的基因密码，帮助你成为一个人。

几乎所有的阻碍治愈的信念都是治愈信念的反面：

- 我比大多数人更不快乐，更容易生病。
- 我无法控制自己的生活——这在很大程度上取决于我无法控制的人和环境。
- 许多挑战将难以承受。

- 我对会发生在我身上的坏事感到焦虑和担心。
- 我很孤独，不得不在没有别人支持的情况下照顾自己。
- 我的生命中没有多少爱。
- 我不认可自己。

我们认识到（在等式的积极和消极的两个方面）这些陈述不是以"我相信……"的形式出现的，而是剥离了被表达的情感，甚至一些看起来像是在陈述事实（"我接受自己"或"我很焦虑"）的东西可以追溯到被掩盖的信念。例如，"我很焦虑"可以掩饰任何信念，比如"世界不是一个安全的地方""只有恐惧才是有意义的""恐惧使我保持谨慎和警觉"或者"我生来就是这个样子的"，只是为了给出一些重要的可能性。

向疗愈方向转变你信念的过程并不神秘。它只是一步一步地打破消极的信念。

1. 当你发现自己说了什么负面的话时，问自己："这究竟是真的吗？"将一种自动反射暴露在理性的提问中，是放手的重要一步。

2. 当你开始审视一个已经出现的消极信念时，你要问："这真的对我有帮助吗？"

3. 远离他人的消极信念——二手感染经常发生。

4. 每暴露出一个消极信念，就给自己两个积极的信念。

5. 关于你自我探索之旅的日记。写下你的信念体系中你所看到的正在发生的或者你想发生的任何变化。

6. 花更多的时间与愿意帮助别人、有爱心、能激励别人以及积极的人在一起。避开相反表现的人。

7. 重视自我保健和提高健康状况的整个计划。

我们要特别强调第四步"每当你暴露一个消极信念时，就给自己两个积极的信念"。这是一个让你成为自己信念体系创造者的强大方式。如果你不这样做，你将被动地接受各种二手的、未经证实的信念，这些信念以后还会继续控制着你。试着通过写下新的信念来创造新的信念，花点时间去选择你有信心的信念，而不是随机或抽象的可能性。例如：

消极的信念：我能预见最坏的情况，而且它一定会出现。

新信念：我真的看不到未来。纠结于最坏的情况对我没有任何帮助。如果我对其他可能性持开放态度，我有可能找到更好的结果。很多时候我都认为最坏的情况会发生，但后来没有。

消极的信念：我在危机中表现得很差劲。

新信念：寻求帮助并不意味着我软弱。我可以通过咨询一个幸存下来的人来学习如何应对这场危机。没人说我必须一个人做这件事。到目前为止我在很多危机中活了下来。危机也可能是一个机会。如果你看得够深远，每个问题都有解决办法。

尽管这些信念中的每一个，不管是否消极，都不等同于对事实的陈述，但它具有神奇的性质，可以变成一个自我实现的预言。信念引导现实。具体是什么情况呢？对于一群医学研究者来说，这个问题可以归结为遗传学，它可以强烈地影响一个人对安慰剂或反安慰剂效应的倾向。预测谁更有可能从安慰剂中获益对新药的临床试验具有潜在的重要意义。在寻找遗传联系的过程中，一组基因已经被称为"安慰剂组"，与"基因组"一词以及最近出现的类似微生物群的分支相一致。安慰剂组的鉴定和特征鉴定仍处于初级阶段，但一些引人注目的线索已经曝光。与大脑神经化学物质多巴胺（与冒险和奖赏相关）相关的基因，以及其他与止痛药，甚至大麻素（由大脑产生的类似于大麻中活性成分的分子）相关的基因，都受到牵连。鉴于安慰剂效应的整个系统性质，一个复杂过程的网络很可能在起作用，一直作用到我们的基因水平。

没有人知道基因轨迹会走到哪里。同时，对于任何一个过着疗愈生活方式的人来说，在有可能做出改变之前，一定要把消极的信念暴露出来。令人着迷的是，我们用在意识上的词汇，如警觉、谨慎、自我意识和清醒，也适用于我们的细胞。正如我们将在下一章中看到的，一旦你意识到你只是在开发大自然的一个伟大天赋，即身体的智慧，治疗师的角色就更容易被接受。

—— 第 9 节 ——

聪明的治疗师

前面所讲述的是认识到身体和思想应该被视为"身心"的一个重要步骤，从而结束身体和思想的分离状态。但我们可以更进一步，达到更深层次的治愈效果。不仅层次更深，而且治愈会变得更容易、更自然。这一步涉及身体的智慧，也是太多人都会忽视或不相信的内容。如果你的身体和思想是法律伴侣，它们会先和你的"思想"打交道，因为普遍的共识是，思想应该是高级合伙人。

相反，身体应该什么都不懂。在《创世记》中，上帝用一块黏土塑造了亚当而产生了深远的影响，尽管这些黏土块现在已经成了一团细胞。请暂停片刻并回答以下问题：

身体和思想，哪一个更聪明？

哪一个更有创意？

哪一个更明智？

你现在最自豪的是哪一个？

如果此时此刻你认为你的思想比你的身体更重要（任何 50 岁以上的人都会赞同），那么说明你已经接受了需要更新的旧观念。身体的智慧比理性思维要古老数百万年，而且要深刻得多。在身心关系中，身体跟思想应该是平等的，这种认知会使你成为一个聪明的治疗师。

宿主控制

身体的智慧无处不在。科学家和普通人都养成了一种习惯，习惯于把大脑提升为智力的唯一栖身之地。现在，了解了人体信息高速公路的工作原理后，知道了信息传递是一个持续的过程，涉及50万亿个细胞，但这并不能消除人们对大脑的崇敬。毕竟，肝细胞能谱写贝多芬的第五交响曲吗？肾细胞能理解爱因斯坦的质能方程吗？事实上，身体表现出的智能特长，把这两个例子远远地抛到了九霄云外。

既然我们的主题是疗愈，让我们来看看保护身体免受伤害的核心角色——免疫系统。在医学上，我们说的是"宿主控制"，这意味着一种疾病的病原体进入人体后，只有一定比例的人会受到感染，其中更小比例的人会出现症状。不是每个人都会生病的原因是身体在运行一个多层次的防御系统来控制我们体内发生的一切。由宿主控制是一种自然现象，始于数千万年前的一系列物理防御。暴露在空气中的开放性伤口很有可能让人感染病原体，如果你停下来思考一下，其实你的肺也像开放性伤口一样暴露在空气中。

不同的是，呼吸系统充满了黏液，黏液就像是捕蝇纸一样能捕捉到侵入的灰尘和细菌。此外，每一次呼吸都必须经过一段漫长而曲折的路径，然后到达氧气与二氧化碳交换的纤细的细胞膜，所有这些通道都会堵止或诱捕更多的入侵者。

头骨和脊椎是强大的防御墙，因为很少有病原体能穿透骨头。我们的皮肤是一个柔软的屏障，它比我们想象得更具防御性。皮肤表面的干燥和出汗后留下的盐分令病原体无法繁殖，在皮肤有自然开口的地方，还有其他的防御措施，比如为排出眼睛里的异物而流出的眼泪，阴道里的酸性分泌物。眼泪、唾液和鼻腔分泌物中含有溶菌酶，这是一种分解细菌细胞壁的酶。

不可避免地，这第一道防线是远远不够的，因为同样的进化过程，既创造了防御机制，也给入侵者创造了改良装备以便入侵者穿过防线的机会。当病原体（通常是以细菌或病毒的形式）进入人体内时，身体势必会发起短兵相接的战斗，白细胞在入侵者身上移动，包围入侵者之后并吞噬它，造成这种现象的免疫细胞是巨噬细胞（字面意思是"大食客"）。在一个看起来像大蟒蛇吞食猎物一样粗暴的过程背后，隐藏着极其复杂的化学信息。我们只讨论一个方面，来表明视免疫反应为智能并不是一个夸张的说法。

举个最简单的例子：感冒。每个人都认为感冒是一个生理过程。人体接触到感冒病毒后，病毒通常通过呼吸进入到血液里，随着病毒的繁殖，与人体免疫系统之间的持续斗争就开始了。在健康的儿童或成人身上，免疫系统终将获胜。含有病毒的毒素，以及死亡病毒的残留物和吞噬它们而死的白细胞，都被丢弃在了血液里，这种情况会持续几天。一周后，身体里的入侵者被清除，而且已经产生了新的抗体来防止同一种病毒再次潜入，这时候的身体又恢复了健康。

整个过程看起来完全是生理性的，但最终会发展到一个集合点。在一个寒冷的日子里，一位三年级学生在放学回家的路上吸入了一个感冒病毒，然后这个病毒现在与一个身体免疫系统的步兵——巨噬细胞迎面撞到了一起。一场战斗一触即发，但如果两个知识系统没有经过初次碰撞，那么战争是打不起来的。一个知识系统被植入感冒病毒的 DNA 中，另一个则被植入孩子的 DNA 中。当它们碰到一起时，每个知识系统都要与另一个知识系统进行信息交换。如果感冒病毒（地球上变异最快的生物体之一）带来了一些新的东西，那么巨噬细胞就会变得困惑不解，它不知道该怎么办了。

就目前而言，感冒病毒略显高明的知识系统成功地实现了它想做的事情，那就是在整个血液中产生更多的感冒病毒。但人体的疗愈系统比感冒病毒聪明数百万倍，而且适应变化的速度甚至比病毒变异的速度还要快。在免疫总部，一个与血液分离的淋巴系统收到了一个紧急信息，巨噬细胞把自己无法阻止的新化学物质告诉了免疫系统，这个新化学物质通常是一种蛋白质。

现在，一种特殊类型的白细胞，称为 B 细胞的淋巴细胞，会加速进入"超突变"，并在短时间内产生一种抗体，这种抗体被编码后来阻止狡猾的蛋白质，因为这种蛋白质使感冒病毒通过了人体的防御系统。人们通过几十年的医学研究才发现并描述了这些微小的过程（也包括杀伤性 T 细胞、辅助性 T 细胞和其他细胞），但关键的一点是，身体跟知识和如何使用知识是息息相关的。身体的智慧是真实的，但看不见。没有理由把它与哲学家、圣人或科学家的智慧分开。如果智力是用来解决问题的，那它就是意识的表现。毕竟，这些免疫细胞要识别陌生人，会有目的地行动，会发明新的防御手段，还能阅读和接收信息，并准确地解释这些信息。例如在阿尔茨海默病患者的大脑中，鲁迪和他的同事发现，病理性的斑块不仅是致命的化学垃圾，实际上也是为了保护大脑免受病毒感染。除了说明这一切都是有意识的之外，还有什么其他的词可以用在这里呢？

医学研究在微观层面上对身体进行了调查，这为我们做出了巨大的贡献，因为在日常生活中，我们最关注的是宏观层面上的反应，就像我们在健身房锻炼时所经历的那样：出汗、呼吸粗重、心跳加快。有些调整是在微观层面上进行的，比如把氧气带到肌肉细胞并把废物带走的强化过程，这在锻炼过程中也是会发生的。医学界花费了数千小时的时间来详细研究每一个调整步骤。但整个系统的方法牵扯出一个更大的谜团：身体是如何知道该去做什么的？

我们的身体同时在多个方面使用它的智慧，以保持自身的平衡、强壮、良好防御、高效性和协调性，并注意到在万亿个细胞中所发生的一切。宿主控制着一切。此外，每个元素每天 24 小时与其他元素得到同步处理。理性的头脑不具备与身体智慧相匹配的能力。想一想，为了摆脱身体的束缚和停止削弱它的行为，我们需要掌握哪些最基本的东西？

本着合作的精神

支持身体智慧的选择：

减轻压力；

对抗低水平慢性炎症；

每天都进行体育活动；

避免有毒的空气、食物和水；

吃天然的全食饮食；

每晚睡个好觉；

保持好心情；

每天抽出时间独处和静心；

精力集中，没有不必要的分心；

摆脱交感神经过度激活，如第 5 节所述；

在放松警觉的状态下应对日常挑战。

这里没有什么特别需要探讨的，但我们想指出两个重点。第一点，默认情况下，身体中的适应机制会预设这些行为中的每一个组成部分。我们的合作提高了身心地位，不作为则降低了身心的地位。一整晚的良好睡眠似乎与抵抗感冒的免疫力、肌肉反应的敏捷性、饮食和饱腹感的节奏以及控制体重没有任何关系。但从整体来看，睡个好觉会影响这些事情。

第二点，紧跟第一点展开陈述，我们不能暂时挑选去做一件事，然后再去做另一件事。身体一直在全方面运作，当我们专注于是在超市买有机菠菜还是花时间去健身房时，我们排除掉的任何事情都必须在我们的细胞水平上做出处理。

对这一切的自然反应是"我不能同时做所有的事情"。这是真的，这是整体健康的一大失败——没有人能真正地涵盖到整个身心。我们做了一件事，同时又会漏掉别的事。克服这一障碍是心灵智慧必须进入的领域，不只是通过美好的愿望，而是通过一种真正来增加身体智慧的整体方式。

布里特的故事：智慧的开端

布里特是一个美丽的瑞典女人，金发飘逸，看上去比 48 岁的实际年龄要年轻得多。任何人看到她的生活都会得出这样的结论：布里特是个极其幸运的人。她除了外表吸引人之外，还嫁给了 20 多岁就移居美国的成功私人投资商波尔（波尔在美国生活期间爱上了布里特，为了跟她在一起，波尔与第一任妻子离了婚），有着充实的家庭生活。他们有三个已经长大成人的孩子，现在夫妇俩都在努力工作，以保证子女获得优质教育的同时还能为社会做出贡献。波尔是一个忠诚的父亲，两个孩子已经进入青春期后期，在学校里过得很快乐，学业也很成功。

五年前，当全家欢聚一堂过感恩节时，波尔毫无预兆地宣布要搬走。"我不再爱你们的妈妈了，"他直截了当地说，"如果她和我分开，对全家都有好处。"

这不仅仅是让布里特震惊的消息。"他是在孩子们面前宣布的，不是私下跟我说的。他表现得如此平静和坚定。"布里特说。

眼泪和争吵接踵而至。孩子们开始站队，两个女孩责怪布里特没有让父亲开心，而儿子想保护她。但是波尔很坚定，他已经在附近租了一套公寓，令布里特大吃一惊的是，波尔建议他们仍像以前一样继续生活下去，跟以前一样一家人一起做所有的事情，只是他要住在别的地方。

在头一两个月里，布里特一直表现得很正常。她自己也很成功，在一家公关公司工作。她说："我不能把所有的东西都放弃，然后任由自己崩溃。"波尔走了，从家里搬了出去，但每当他想跟孩子一起吃晚饭或想看孩子的时候，就顺便过来。当布里特要求解释他态度改变的原因时，他透露出他已经不信任她了。几年前的一次出差中，她有一天深夜没接旅馆房间的电话。波尔断定房间里还有其他男人。

尽管布里特决心不任由自己崩溃，但她还是感到越来越焦虑，最让她焦虑的是独自一人。最后，她睡不着觉，晚上非常害怕，也不知道还能到哪里去，于是她就去咨询了心理医生。医生给她开了个服用镇静剂的处方，同时问布里特是否知道为什么独自一人让她如此焦虑。她摇摇头，同意继续治疗，但她知道，吃药不是解决问题的办法。

在接下来的几个月里，出现了一种模式。布里特牺牲了 20 年，成为完美的妻子、母亲和职业女性。成为一个超级女性的重担并没有困扰到她。事实上，她为自己的成功感到自豪。但是治疗师指出了一些让她震惊的事情。

治疗师说："你付出的太多了。"

"这是什么意思啊？"布里特问道。

治疗师回答说："你把别人的需要放在自己的需要之前，这样你就没有了自我。"

布里特差点说："女人不都是这么做的吗？"但她反省了一会儿。"我所做的一切创造了一个爱意满满的家庭。在圣诞节或我生日那天，每个人都告诉我，我是他们围着转的中心，是指路明灯。"

她哭了起来。波尔占据了她家庭生活的中心位置，却告诉她自己不再爱她了，从而破坏了她的安全感。这使她的角色显得毫无意义。

"你适应了另一个人，"治疗师说，"这种情况在每一个婚姻中都会发生，而且应该发生。但这却是条单行道。你丈夫决定了事情的发展，他掌握一切权力。他做出了关键的决定，感觉一切尽在掌握，所以他可以搬出去，因为他知道你会屈服的。"

关于布里特多年来所付出的，包括尊严和自主决定权，还有很多可以讨论。她的故事可能是关于一个女人在一次毁灭性的分手（这是其中的一个主要部分）后如何让她的生活回到正轨的经历，但有一天她问了她的治疗师一个关键的问题："如何找回放弃的自我？"

治疗师很惊讶。"你真的对此感兴趣吗？"他问道。在他为离婚夫妇提供的咨询中，通常是互相报复、克服背叛和痛苦的感觉以及情绪恢复。这些事情需要花费数年的时间，并不是每个人都能在情绪上保持良好的状态。

"你说我放弃了自己，"布里特坚持说。"我想要找回属于我自己的东西。"

布里特想变得更加完整，重新找回一种不依赖于放弃自己的力量、自尊和自由来拥有自己观点和信仰的内心生活。她在寻求自我层面的疗愈，但是哪个自我呢？你可以认同几种可能的自我，而你的生活结果取决于你强化的是哪一种自我。"我"比大多数人意识到的更难以捉摸。让我们看看四种可能的选择。

外在的自我：这是一种社会角色，如果你把注意力放在社会认可的事情上，比如金钱、事业、和睦相处的邻居，令人印象深刻的房子，等等。"我"被贴在与这些事情相关的标签上，因此"有着帕克大道诊所的盎格鲁－撒克逊族裔的白人新教徒、社交名媛妻子和一个主要的投资组合的外科医生"与"靠粮票生活的拉丁劳动阶级单身母亲"是截然不同的自我。

私人的自我：这就是你关起门来的样子。私人的自我等同于感情和关系。最重要的价值观包括幸福的婚姻、满意的性生活、值得珍爱和自豪的孩子等。缺点是每个人的生活中都会有私人的磨难和痛苦。

"我"依附于日常生活的希望和恐惧，对某些人来说，这意味着没有安全感、焦虑、沮丧和无可避免的希望破灭。

无意识的自我：这是我们在清醒生活中不曾认识的自我。它是由大多数人不想暴露的本能和驱动力控制的。在最危险的时候，无意识的自我被称为"影子"，其中最坏的人类特质是愤怒、暴力、嫉妒、报复和深层的恐惧。人们可能试图隐藏无意识自我的黑暗面，或者试图将其转化为光明。艺术家、音乐家和诗人选择了后者。他们接近无意识的自我不是把它作为一个可怕的领域，而是作为一个等待诞生的创造力的源泉。

更高的自我：这是渴望超越日常冲突和混乱的自我。经验告诉我们，自我的其他版本，即外在的、私人的和无意识的自我，总是处于冲突之中。借用弗洛伊德的话说，这就是为什么文明如此不满的原因。无意识的爆发会带来战争、犯罪和暴力。个人的不幸掩盖了公众的成功。艺术指出了创造的巨大可能性，但能利用这些可能性的人太少了。在世界的智慧传统中，这么多冲突不可能在斗争的层面上取得胜利。"我"必须放弃自我的每一个要求，无论是公共的还是私人的，以寻求更高的意识状态。

布里特发现自己陷入挣扎之中并不稀奇。她丈夫让她陷入的危机造成了更大的混乱和挣扎，但日常生活掩盖了同样的矛盾局面。布里特的选择也不罕见，为了换取一个在外界看来完美的外在自我，她放弃了对私人的、无意识的、更高层次的自我的控制。不寻常的是，她丈夫搬出去后，她很快就意识到了这一点。

她的治疗师经常鼓励她。"不管你失去了什么，你都可以把它们找回来，"他说，"这是一个返程之旅，去捡起你一路上掉下来的东西吧。"

世界的智慧传统，我们简单地定义为更高意识的传统，是一致的。智慧始于认识到身心不只是细胞、组织和器官，也不只是思想、感情和感觉。相反，身心是身体、心灵和精神的统一。如果你坠入爱河，身体里就会产生相应的爱的生物。同样，还有一种焦虑的生物，一种抑郁的生物和一种快乐的生物。全系统方法建立在这个事实之上，但是很难把握全部的真相：有一个不断变化的生物，满足每一刻的需要。你的细胞知道在任何情况下该做什么，这是自然界中最惊人的智力水平。

你所认同的"我"就像一个放大镜，把太阳光聚集到一个点上。你的"我"解释了每一次经历，并使之个人化。"我"是一束希望、一丝恐惧、一个愿望或梦想。"我"拥有别人没有的记忆，记忆的隔间里储存着习惯、信念、旧的创伤和过去的条件反射。这种多样性令人困惑，这就是为什么"认识你自己"的教导实际上是思考活着的意义——直到你知道"我"从哪里来，你才能发现你真正是谁。

布里特认真对待"归途"。尽管她的外在生活有很多优点，但她做不到最基本的事情，那就是独处。没有忙碌的生活和可以照顾其他人的事，"我"对她来说就是一个可怕的东西。这意味着她在潜意识里经历着巨大的康复过程，那里潜伏着魔鬼，但那里也有受伤的孩子。布里特接下来五年的旅程大致经历了以下几个阶段：

克服她的焦虑。布里特起初依赖镇静剂生活，但通过治疗，更重要的是通过冥想和瑜伽，她成功地使自己独立起来。

学习自立。布里特告诉波尔，她再也不能假装自己的家庭生活依旧正常了。（她很快就知道波尔有了一个女朋友。）她以自己的方式和速度去办理离婚，然后花了整整两年的时间才准备好独立自主。

重新开始恋爱。布里特开始约会，对于一个 25 年没约过会的女人来说，这是一个奇怪的经历。她发现她想再次快乐起来，然后开始跳舞，这是她十几岁时的爱好，并且开始结交她和波尔共同结交的朋友之外的朋友。

找到一条精神之路。布里特越来越认真地对待她的冥想练习，目光远远超出了压力、放松和健康问题。她深深地吸取了放弃自己时所得到的教训——变得毫无意识。那时的她被孤独的焦虑笼罩着，陷入了深深的麻木。她积极、忙碌、成功的生活已经耗尽了所有的精力，她内心深处犹如枯井一般波澜不惊。内心里的女人被困住了，而且多年来一直都是这个样子。

我们大家都有与布里特类似的经历，这里指的不是她故事的细节，而是她的"归途"。如果我们想治愈的话，就必须踏上这样的归途。"我"必须再次唤起一个充满活力的可能性，意识之光才是真正的治疗师。当你过着有意识的生活时，以下经历就具有真正的可能性，它们随时都可能展开。

丰富的有意识生活

你今天可能拥有的全部可能性：

你帮了别人一把。

你注意到一些美丽的东西。

你做了好事或说了些好话。

你为有需要的人服务。

你带着感激的微笑。

你原谅了一点点。

你让别人笑了。

你有个新主意。

你找到了解决问题的办法。

你觉得和另一个人很亲密。

你冥想。

你抽出时间独处，珍惜你的私人时间。

你让别人精神振奋。

你很爱玩，花时间玩耍。

你来到外面，走进大自然，感到神清气爽。

你热衷活力满满的体育活动。

你主动去尊重别人的界限。

你感到轻松愉快。

你感到精神振奋。

享受一刻的纯粹快乐。

你珍惜另一个人。

我们不必解释为什么这些经历是可取的，事实上，它们中每一项都创造了一个快乐的时刻，而且这个事实是显而易见的。真正的问题是如何创造它们。每个版本的自我都有不同的观点，每个版本都有自己的目标。

外在的自我并不向内看，因为它的目标是通过外在的成功和金钱、财产、地位等的积累来获得幸福。私人的自我是向内的，感受着情绪的起起伏伏，它想通过拥有比痛苦更多的快乐来获得幸福。完美的幸福是一种持续的快乐状态。我们都知道这是不现实的，而且它永远也不会实现。然而，大多数人花费大量的时间和精力去做他们能做的事情，使他们的生活中积极性多于消极性——不管你想如何定义这些术语。

私人的自我可以体验到有意识生活的丰富性，因为我们努力成为有爱或善良的人，它通常根植于我们的情感生活。善良和有爱的感觉真好，因此我们大多数人都喜欢这种经历，但这是有限度的。私人的自我是自私和不安全的，如果在自己的幸福和别人的幸福之间做出选择，它就会选择前者。如果相爱的一方撤回了他的爱，就像波尔从布里特那里撤回了他的爱一样，另一方的自我会经历一种失落和痛苦的感觉。美好生活的前景至少在一段时间内飞到了九霄云外。

无意识的自我是心灵的一个神秘部分，是大多数人害怕的一个隐藏区域。谁知道它的目的是什么，或者它需要什么才能快乐？现代心理学中最大的矛盾就是这个问题。弗洛伊德开始相信无意识是本我的领域，是一种未被驯服的原始力量。本我并不是因为内疚或羞耻而被隐瞒起来；社会规则不会触动它。一个两岁的孩子在杂货店发脾气是一个很好的例子，说明这是纯粹的本我爆发。这个孩子在表现愤怒时没有任何克制，也不在乎他伤害了谁或让谁难堪。发脾气，就像一般的本我一样，不是不道德的，甚至不是自私的。本我根本不受控制，我们常常会害怕它的无法无天，正如弗洛伊德对每一种黑暗力量（仇恨、侵略、性欲、死亡和暴力的诱惑）都能追溯到潜意识那里去。

但是弗洛伊德最著名的弟子，瑞士心理学家卡尔·荣格，因为强烈反对这个观点，而最终完全脱离了弗洛伊德。他们的分歧是复杂的，但其中一个重要的问题是荣格坚持无意识不只是持有黑暗力量，它包含了很多荣格标记为原型的行为模式或模板。人类在集体无意识中共享这些模式。作为证据，荣格指出每个社会都有英雄、神话、神、光明之旅、探索、男性和女性的固定模式等。他承认无意识可能会爆发战争和暴力，但对他来说，这是一个原型（如罗马战神马尔斯）的表达。然而在原型设计中，还有罗马的爱神——维纳斯。

荣格在 1907 ～ 1913 年与弗洛伊德密切合作，但随着时间的推移，他们的关系变得越来越不稳定。荣格与弗洛伊德分手后，开始创作他的杰作——《红书》。这本书很大程度上是基于荣格在瑞士军队担任军官期间所做的栩栩如生且经常令人不安的梦境。很多人认为，荣格做的是清醒梦，或是在梦中醒来，他会用优美的手绘插图和令人印象深刻的艺术细节来记录这些。他相信他的梦是一扇窗户，可以看到他无意识的背景活动，而他对此记录长达 16 年之久。

1961 年荣格去世前，他对一位采访者说：

当我追求内在形象的时候，这段时间是我一生中最重要的时刻。其他的一切都要从这里获得。我的整个生命都是在阐述从无意识中迸发出来的东西，这种东西像一股神秘的溪流淹没了我，并威胁要毁掉我。那是不止一次的生命的素材。后来的一切仅仅是外在的分类、科学的阐述和生活的融入。但包含了一切的神圣序幕就在那时拉起了。

这本《红书》的手写皮革装订版本成书于 1915 ～ 1930 年，但直到 2000 年才出版。各种评论员，比如这本书的译者索努·沙姆达萨尼，把这本书看作荣格通过与无意识的内心对话来拯救灵魂的曲折探索——他把无意识称为"深渊之魂"。有时《红书》被认为是荣格和弗洛伊德分手后精神失常的结果。同情的支持者认为，荣格勇敢地面对自己的精神病，直面他通过梦境在内心深处发现的东西，并为此而变得更加坚强和完整。

弗洛伊德的本我和荣格的原型之间的冲突，在心理学领域产生了巨大的影响，这种影响长达几十年之久。直到今天冲突仍未得到解决，也许永远都不会。然而对于日常生活中的每一个人来说，大家都有充满各种欲望、愤怒和产生暴力倾向的经历，这些都会导致无人愿意经历的混乱。外在的自我通过推倒无意识的自我而获得很大的力量。每次去上班，你都会表现出外在的自我，周围的人也一样。不可接受的另类状况，如性骚扰和公开的敌意，都会受到尽可能多的控制。这个相当冗长的描述的结果是，无意识的自我并没有在正常生活中被打开。如果，正如荣格所说，通过探索我们的潜意识，我们可以找到一些美丽的、令人满意的东西，那么很少有人敢打开那扇门。

那我们还拥有什么呢？只有更高的自我才能获得丰富的经历，即我们称之为有意识的生活。它的目标是活在感知的光里，而感知并不等同于一直快乐。意识是未经过滤和自由的，它对每一次经历的开放代表着信念的飞跃。但是那些实现信念飞跃的人，包括世界上每一种文化中的圣贤、圣人和精神导师，都宣称更高的自我是真实的——事实上，它是唯一真实的自我。其他版本的自我是不可靠的。因为他们做出虚假的承诺、遭受不安全、害怕失控和庇护隐藏的恶魔，而最终无法达到任何永久的幸福状态。

布里特是在经历个人危机后发现这一点的。她是无数人中的一员，他们选择了走一条不同的道路，去发现自己是否能找到更高的自我。她刚刚踏上了一段疗伤之旅，因为危机爆发，她只有在旅途中才能找到自己，但其实这并不需要一场危机去开启这一旅程。在任何一天，我们无法摆脱的自我是在不断变化的。我们可能没有意识到这一点，但我们正在不断地改变我们的忠诚。外在的自我要求我们在工作中、在聚会上，或是在买新房子时享受生活。私下的自我在内心深处，在抑郁和焦虑的时刻，以及在我们的家庭生活中都在要求我们。无意识的自我想做什么就做什么，当我们努力控制它时，每个人都会想起性欲望、狂怒和噩梦的体验——也许噩梦是我们与无意识黑暗面最纯粹的相遇。

自我具有不稳定性和不可预测性，我们认为理所当然的"我"，构成了疗愈的最后挑战。看起来如此简单的事情——让开一条路，让身心自愈，结果却是无比困难。身体的智慧是不可思议的，但是我们却通过日常生活的压力和不可预测性来破坏它。不但没有和自我保持好健康的关系，我们还不断地质疑自己是谁。我们陷入了无法收拾的境地，而且人际关系中处处都是无形的矛盾。我们对自我控制的努力是短暂的，而且只是部分有效。如果我们成功地被完全控制了，那我们就要在被我们推出视野的负面情绪里付出代价。

总之，情况很混乱。要成为一个明智的疗愈师，你必须解决"我"所造成的问题和它自身的许多问题。但"我"是这么多伤害的根源，同时又怎么能成为解决方案的一部分呢？要求自我去治愈自己，就像要求外科医生用手术刀切除自己的阑尾一样。不用说，大多数人从来没有解决过这个悖论——他们年复一年地和一个"我"生活在一起，尽可能地和睦相处，经历风风雨雨。好事总有一天会发生，坏事总有一天也会接着发生。最终，人们达到了一种毫无节奏或理由的健康和幸福的状态。他们被他们所拥有的东西困住了。

下一章，我们将看看这种偶然的结果是否可以改变。世上肯定有更好的方法，事实上也确实有。

— 第 10 节 —

痛苦的终结

如果自我疗愈能结束痛苦，那将是奇迹。每一个生命都会带来一些疼痛，而疼痛的精神层面，也就是痛苦，也随之而来。无论人们的生活表面上多么幸福，也没有人能逃脱内心的冲突（上一章，我们谈到了荣格是如何公开地接受自己内心冲突的）。我们的全系统方法是建立在引领一种疗愈生活方式的基础上的，这意味着一种意识优先的生活方式。从本质上来讲，人们无法治愈自己不知道的东西。陪审团经常对人们所遭受的疼痛和痛苦给予巨额的赔偿，但这两者不是一回事。有人可能会有剧烈的身体疼痛，并在心理上适应它，这比那些无法适应的人更能降低痛苦指数。

仅仅预测未来的坏事就会给身心造成一定程度的压力，从而造成身体上的疼痛（例如，在大型会议中老板谈论你的表现可能会导致你产生胸痛、头痛、腰痛、消化不良等症状）。当这些症状出现时，有的人也会感到精神上的痛苦，如恐惧、焦虑或抑郁。有的人却不会。换言之，精神层面的痛苦比肉体上的疼痛更个人化，更难以捉摸。如果你知道自己在遭受痛苦，而其他人却拒绝承认这对你是个伤害，那对你来说毫无裨益。不幸的是，这是一个普遍持有的信念，"你不知道的东西伤害不到你"从长远来看也会造成伤害。恐惧通常是由对过去疼痛和痛苦的潜意识所驱使的，这会在未来造成更大的痛苦。

对大多数人来说，痛苦不是一个人们愿意谈论的话题，但世界各地都有关于幸福的良好数据，这与痛苦的程度有关。最著名的政治民意调查机构盖洛普组织，在全球范围内收集有关人们幸福程度的数据时采用两种方法：一种是让应试者自我评价他们有多幸福，另一种是提出一个简单的问题——在面试前一天，应试者是不是笑口常开？盖洛普的最高幸福感排名是"前程似锦"，根据他们目前的估计，在美国，只有51%的人说自己前程似锦。盖洛普调查的142个国家中，美国排在第14位，只有4%的美国人说他们正在遭受痛苦，而45%的人说他们正在苦苦挣扎。（相比之下，在幸福感排名第127位的印度，只有8%的人前程似锦，28%的人受苦受难，剩下的绝大多数人还要苦苦挣扎。）

正如一些专家所认为的那样，如果你未考虑到那些导致不快乐的潜在或未言明原因，你可能会高估自己的快乐。大约每五个美国人中就有一个会在生活中患上严重的抑郁症。众所周知，家庭暴力极少被报道，也属于主流医学没有提及的因素之一。即使在世界上幸福感最强的两个国家，丹麦和挪威，68%的人说他们前程似锦，也有30%的人在苦苦挣扎。言下之意，美国有数以百万计的人迫切需要摆脱痛苦，无论这意味着是结束一段遭受虐待的关系，还是放弃一份让人恶心的工作。

上一章节的结尾，我们介绍了一种新的可能性——更高的自我，它扩展了意识的巨大力量，带来了一种更高层次的精神内涵，在进一步讨论之前我们需要对其进行解释。身体和心智的分离是人为造成的，医学强烈支持将二者融为一体。这个问题貌似已经解决了。"更高"的意识似乎越过了界限，进入了上帝、灵魂和精神的领域，而这与医学没有任何关系。每一家医院都有牧师，但当进入手术室时他们并不能站在外科医生旁边。

如果自我疗愈要结束痛苦，就必须打破另一个界限，因为冥想研究（现在是一个完全被接受的领域）需要一种精神实践。像奥兹博士和菲尔博士这样受欢迎的电视名人会跟佛陀联系在一起，这似乎很奇怪，但这完全是有道理的。佛陀提供了一条基于意识层面如何结束痛苦的道路，而不是依靠呼吁上帝、精神或是灵魂。冥想是以意识为基础的医学。无论你在冥想时发生了什么，都会被细胞活动记录下来，首先是大脑，其次是身体的其他部位。

这形成了一个简单而有力的结论：痛苦的终结是意识层面的一种解决方案。没有人因为疼痛而感到痛苦。痛苦是基于我们讨论过的所有事情的一种解释：信仰、习惯、旧的条件反射作用，以及在有意识和无意识之间的斗争。如果你改变你的解释，你的痛苦程度也会改变。更高的自我代表了"我是谁"这个层面上的一个重大变化。当你认同更高的自我时，你就会发现摆脱痛苦的道路，因为你在内心发现以下事情都是真的：

- 有一种不经历痛苦的意识层次。疼痛的经历会被记录下来，但不会像痛苦一样挥之不去。
- 身体疼痛作为一种感觉存在，但这是疗愈的而不是诅咒的信号。

痛苦的源头和疗愈的源头是一样的：你的意识状态。我们并不否认疼痛研究的好处和缓解身体疼痛的必要性。医生问病人的第一个问题是"哪里疼",双方的目的都是为了摆脱疼痛。我们在这一章中的目标是摆脱痛苦,而痛苦只能发生在意识层面(佛陀也会这么说)。

疼痛的悖论

很少有医生专门研究疼痛本身。对于典型的医学博士来说,我们需要的是摆脱疼痛而不是去理解疼痛。但如果你试着去理解身体疼痛的机制,情况就不简单了。有时候,疼痛就像鞋子里的一粒石子,你会立刻把它拿出来以缓解不适;或者是牙痛了,你会赶紧跑去看牙医。但其他时候,身体上的疼痛并不是可以马上或容易治愈的。事实上,一种表明你身体某个部位长期受到严重伤害的疼痛往往是最后才出现的症状。许多医学仍想治愈的最普遍的疾病(如心脏病和癌症)可以持续数年而不发出疼痛的信号,而当人们感到疼痛的时候,预防这些疾病的机会可能早已过去。

想一下衰老,它通常会带来身体上的轻微疼痛,但不必转变成痛苦的状态。在一个花费数十亿美元在止痛药上的社会里,痛苦是大多数人拒绝面对的一个难题,这是因为信念在悄悄地发力。一个典型的推理链可能如下所示:

疼痛造成痛苦。

疼痛越强烈,痛苦就越大。

随着年龄的增长,我们可以预期会有更多的身体疼痛。因此,衰老带来更多的痛苦。

这些信念与现实有着不稳定的关系，但如果你足够坚定地持有它们，身心会把它们转化成现实。首先，人们需要修正认为疼痛等同于痛苦的信念。疼痛本身往往是我们可以克服和忽略的，体育运动中"不劳无获"的理念就是一个很好的例子。马拉松运动员自愿承受相当大的疼痛，以实现更大的胜利目标。获胜的欲望会变得如此重要，以至于严重的威胁生命的情况都是可以容忍的，比如拳击中的反复脑损伤。足球、橄榄球，包括各种青少年联赛，在那里孩子的未来健康都可能受到威胁。

在整个社会都视疼痛为敌人的恐慌中，倾听疼痛和不适（这是身体发出疼痛信号的主要原因）排在了第二位或根本不被考虑。这表明我们的优先事项是混乱的。没有身体疼痛信号的生活，结果是不幸的。有一种遗传疾病剥夺了某些人的所有疼痛感，而那些遭受无疼痛感的人的日常生活相当危险。

有一个叫杰森·布雷克的人，患有先天性对疼痛不敏感（CIP）遗传疾病。他的情况罕见，医学文献中大约只有 20 个病例。布雷克幼儿时咬掉了自己一半舌头后，他的父母才发现了问题。布雷克成年后接受采访时回忆说，"我记得在我生日那天摔断脚的那件事。脚部只是肿胀和挫伤，所以我就去拿了一些强力胶带粘住我的脚，然后穿上靴子继续过完了那一天。"有一段时间，人们怀疑这种情况是否存在，但现在已经知道，先天性对疼痛不敏感的起因来自一个单一基因的突变（SCN9A）。更令人吃惊的是，这个单分子是专门负责控制疼痛的。这种机制与 SCN9A 基因位于引起疼痛感的神经元上有关。

由于通常对温度也不敏感，先天性对疼痛不敏感患者周围都是我们没有经历过的危险。布雷克说："你必须在日常工作中保持高度警觉，以免给自己造成严重伤害。"如果没有疼痛的信号，就必须制定其他的策略来告诉自己受伤了。触摸的感觉通常不会受损，所以感觉到压力或突然的撞击可以作为提示，但这也会带来危险。小时候，布雷克喜欢把头撞到墙上以感受震动，他很喜欢这样做。因此，患有先天性对疼痛不敏感的儿童需要戴上头盔以避免这种危险行为。（布雷克能够感觉到温度，但没有嗅觉。这是另一个威胁，比如他闻不到房屋因火灾而产生的烟味。）

布雷克父亲和母亲都遗传了 SCN9A 基因突变，这才造成了布雷克的病情，由此可见这种病遗传概率极低。基因线索也可能变成一种强力止痛药。例如，如果正常 SCN9A 基因的信号在手术或严重损伤后能被暂时阻断，疼痛就会完全缓解，在最好的情况下，还不会产生任何副作用。更为明显的是，相当一部分想要安乐死的临终病人都患有无法忍受的慢性疼痛，而这种疼痛是连最强效的麻醉剂都无法缓解的。对他们来说，基因治疗可能是他们唯一的希望。

然而，如果从更广泛的角度来看，这是个关于疼痛悖论的例子。因为它是一种为我们服务和保护我们的感觉，但同时也会伤害我们，疼痛是我们生活中最难以捉摸的事情之一。疼痛本身不会带来痛苦这一事实是绕不开的。在这里不仅仅是你的信念在起重要作用。在2013 年的一项研究中，安托万·卢茨和他的同事们想测试对疼痛体验持开放态度（有意识）是否比在疼痛发生前避免疼痛和感到焦虑的常规策略更好。

正如研究人员所指出的，很少有人知道正念是如何影响与疼痛相关的大脑活动的。作为研究对象，他们选择了一组"专业冥想者"，他们已经做了超过 10 000 小时的练习，并使用核磁共振扫描大脑来观察与预期疼痛、体验疼痛和习惯疼痛相关的活动。当受到疼痛的刺激时，专业冥想者和新手冥想者感受到同样强度的疼痛，但专业冥想者报告说，这并不是那么令人不快。也就是说，他们遭受的痛苦更少。关于专业冥想者大脑中发生的事情，研究人员评论说："这种差异与增强背侧前岛叶和前中扣带回皮层（即所谓的显著性网络）的活动有关。"在神经科学中，显著性指的是一个事物与它的同类相比有多突出。

但是，为什么终身冥想者会更快地注意到疼痛，却较少地受痛苦的折磨呢？关键是他们的疼痛基线低于对照组，他们对受伤或伴随的焦虑没有太多的预期。当感觉到疼痛时，他们马上记录下来，并且很快就习惯了。这是一个相当专业的大脑扫描故事。但它符合冥想者的主观报告，他们感到平静、精力集中和心平气和。

我们对这些发现的看法很简单：即使身体疼痛的程度没有改变，意识也可以干预以减少痛苦。那我们可以从中学到什么呢？要想康复，就要摆脱痛苦，如果这个想法不能轻易实现，那我们每个人也都要尽量去努力实现它。让我们看看那些开始实现目标的人们吧。

达伦的故事：改变与更新

现年 45 岁的达伦已婚，住在科罗拉多州，他并没有打算改变自己的身份。然而，不知怎么的，他不仅有了变化，而且变化还特别巨大，大学里认识他的同学看到他的这些变化都大吃一惊。

达伦说："我并非出身贫寒，也不是来自困难家庭。我觉得自己是一个自信、充满竞争力的孩子，正走向律师或医生的职业生涯，这可是一份报酬很高的体面工作。"

带着这个模糊的目标，达伦觉得自己已经做好了成功的准备，尽管其他人在背地里发现他过于咄咄逼人，甚至傲慢自大。同学们都由着他，不是因为必须喜欢他，而是因为如果有人不同意，达伦要么一意孤行，要么睚眦必报。

他后悔地笑了。"我知道我是个浑蛋，这谁都能看得出来，而且这一点还不会有任何改变。"

但后来发生了一场家庭悲剧。达伦弟弟参军去海外打仗，最终没能活着回来。

"我赶回家和父母待在一起，"达伦说，"尽管他们很伤心，但我还是很麻木。我都哭不出来。有一天，两个士兵来到家里送我弟弟的英勇勋章。我父亲几乎没同他们说一句话，但当他们离开时，他打开盒子说对我'看看你弟弟为什么而死。'"

在达伦的生活中，这一重大变故发生在他 20 岁时，当时他仍然是具有可塑性的，这一点也许是最重要的。当大多数年轻人遇到身份认同危机时，他会受到严重的打击。

"我开始恨我自己了——这个词并不过分。我开始酗酒和玩电子游戏，一直玩到凌晨三点，但没有什么能真正消除我的内疚，就算有的话也撑不过几个小时。我本该保护我弟弟的，但我几乎没关注过他。我每晚都睡不着觉，想知道我以前是否可以阻止他去参军，直到我意识到我甚至都不知道他的动机是什么。他没有别的选择了吗？他有很深的爱国之心吗？"

一段时间的自我检查自此展开了。达伦没有直接去上法学院或医学院，而是请了假，用家装之类的零工养活自己。他也没有建立稳定的恋爱关系，一两年之后他就不再约会了。

"我弄明白了一些东西，"他说，"如果我自己不努力，那摆在我面前的只有两个选择。要么我会被一些难以忍受的情感包袱困住，要么我可以假装自己没事——可是接下来怎么办呢？"

在接下来的五年里，达伦采取了一个特殊的步骤，他走进自己的内心，然后待在那里，想弄明白自己是谁。"我没有资格对自己进行心理分析，但事实真的并非如此。我只想能够再次变得正常起来而已，为了实现这个目标，我不得不面对这样一个事实：我已经变成了一个我从来都不想成为的人——不仅是个浑蛋，而且是一个没有内在生活的人。"

达伦的决定并不是独一无二的——无数人出于数百个原因，决定远离社会，走上通往内心的道路。不管他们认为这条道路是精神上的还是康复上的，走内心道路需要一种新的意识，一种很少有人准备好的意识。你如何重新安排你的内心生活，以及它杂乱无章的旧记忆、习惯、伤口和条件反射？一切"内在"都是看不见的。在危急时刻，恐惧和沮丧等不受欢迎的情绪会随意游荡。

尽管遇到了这些困难，达伦仍然被一件事激励着，那就是自我更新："我拒绝相信我是一个已经定型的产品，也不想20年后当我出现在同学会上时，每个人都说，'你一点都没变。'对我来说，这是一个最坏的结果。"

寻求自我更新是一个有意识的决定，而且不可能是一劳永逸的。细胞水平上的更新是一个恒定的、几乎是自动的过程，自我更新也是如此。著名的灵性导师吉杜·克里希那穆提曾经对冥想发表过一个挑衅性的评论。他说，人们每天留出一定的时间来冥想，但他们没有意识到真正的冥想是一天 24 小时都在进行的。治疗也是如此，细胞不认为这种全天候工作是一种障碍。

然而，就个人而言，全天候的疗愈似乎是不可能的。但如果你看得更仔细一点，一天 24 小时的疗愈并不像一天 24 小时看电视或打篮球。疗愈更像是呼吸，这是一个维持生命的过程，它可以自动工作，但也可以增强（例如瑜伽中的呼吸练习）。因为疗愈是一个自动的过程，你已经完全沉浸在其中了。那么达伦到底选择做什么呢？他怎么知道他改变自己的计划一开始是否可行呢？

他开始相信每个人都需要适应：没有固定的"我"或自我。从这一刻起，你将不再是同一个人。因此，像抓住海上风暴中的木筏一样紧紧抓住"我"是徒劳的。"我"自己就是风暴。每一个人都被各种外部和内部的力量所左右，当所有的这些混乱一齐发生时，身心会随着变化的潮流而弯曲。你有意识的头脑不可能跟踪这种混乱。我们非常幸运的是，我们进化发展出了如此完美的治疗反应，保证我们自由自在地生活，并使我们免于被那些攻击我们的变化所伤害。

达伦和其他数百万人发现，进化可以走一个新的方向——它可以变得有意识。这让疗愈有了不同的角度。与其把积极的生活方式作为你的主要关注点（尽管这些选择是有益的），不如让自己沉浸在疗愈的过程中，自己变成疗愈过程。如果我们能这么说的话，那么进化成一个"更高的疗愈者"就是你的目标。以下就是其中涉及的内容。

高级治疗是如何起效的

· 你很看重幸福。

· 你内心稳定而平和。

· 你停止挣扎和反抗。

· 你通过为他人做榜样而不是试图控制他人来寻求和谐。

· 你选择与他人共鸣而不是唱反调。

· 你对此时此刻发生的一切保持开放态度。

· 基于比你自己更大的价值观，你对自己能过上最好的生活有一个愿景。

· 你会注意到痛苦和不适的微妙迹象。

· 你消除了过去所受的伤害。

· 你乐观地展望未来。

· 你喜欢不断地参与其中。

这些都是有意识进化的特征。通过设定你每天成长和进化的目标，你正在与发生在身上的每件事形成一种开明的伙伴关系，这种关系对你自己和生活带给你的东西不做任何评判。由于身心的每一个过程都是自我组织和自我更新的，所以最高级的生活方式就是让自己自然地展现出来。像"流动"和"投降"这样的字眼浮现在脑海中，但它们几乎触及不到不断更新的现实。

达伦说："回首过去，我把自己的人生道路看作一件事情。生命可以信任吗？它能自己照顾自己吗？我这么说是因为我弟弟的死引起了我对周遭一切的不信任。生活把我收拾得满地找牙——又怎么了？大多数人接受打击，努力生存下来，然后拼凑出他们对正常生活的看法。但他们永远没有解决根本问题。你真的能相信生活将带给你的东西吗？如果你不相信，你最好在自己周围筑起一堵墙，然后蹲下来做最坏的打算。"你可以称之为一个人的人生哲学，但问题却要深刻得多。

神秘的"我"

正如我们所指出的，我们都没有固定的自我。我们都是在不断变化之中。当我们试图抚慰一个正在出牙的婴儿时，或需要为十几岁的儿子或女儿购买新衣服，因为他们已经长大，不能再穿一周前刚合身的旧衣服时，我们经常会发现这一点。事实上，你的一切都和昨天不一样。那么你又是谁呢？"我是一个过程"对大多数人来说听起来很奇怪，但是让我们来研究一下支持这个观点的科学吧。

在 2016 年的一次 TED 演讲中，麦吉尔大学著名遗传学家莫西·西福概述了一项有趣的研究，这项研究涉及老鼠以及它们是如何被养育的。一只"好妈妈"老鼠通过多次舔它的新生后代来显示它的善良，而一只"坏妈妈"老鼠则忽视了这项任务，或者做这件事时显得心不在焉。当幼鼠长大后，它们过着截然不同的生活——那些获得良好母爱的幼鼠比那些获得糟糕母爱的幼鼠更放松，压力更小，从而表现出不同的行为。通常，遗传学家会说，一个特定基因传递决定了老鼠将成为什么样的母亲。

但是西福是表观遗传学的专家，研究我们出生时的基因是如何受到生活经历的影响的——表观基因组是一切控制基因活性（表达）的因素。它包括对我们的 DNA 和蛋白质的化学修饰（即组蛋白），它们包裹并包围着 DNA。DNA 及其蛋白鞘通过经验得到化学印记，在基因的开关和上下转换中起着重要作用。在过去的十年里，西福和他的同事们探索了如果把一只来自"坏妈妈"的幼鼠交给一位"好妈妈"照顾，而把来自"好妈妈"的幼鼠交给"坏妈妈"照顾将会发生什么。研究人员发现，大量的化学途径发生了变化，这支持了他们所能看到的——一只好的母鼠可以把它收养的孩子变成一个轻松、无压力的成年老鼠。换句话说，良好的成长经历克服了来自"坏妈妈"的遗传。反之亦然，即使一只幼鼠是"好妈妈"的后代，这种好的遗传也可以通过让"坏妈妈"收养来逆转。

西福继续推测，老鼠不仅仅是先天的，而且也是后天的。人类婴儿的成长方式决定了他们对生活方式的看法，这又是什么原因呢？西福指的是在斯德哥尔摩长大的一个婴儿，那里的冬天寒冷、明亮，而且非常短，而在巴西的一个部落长大的婴儿，那里的白天是一样长和一样热的。他推测，如果一个婴儿的系统接收到这些不同的输入，那么他会根据婴儿时期的经历来期待生命的不同。人们会对其他重要的事情抱有期望，例如食物的丰富或匮乏、危机感或安全感，或是一般的简单或艰难的生存环境。因此，西福宣称，进化已经教会了我们古老的固定 DNA 动态地适应各种环境——这是我们一直在说的一个重要线索，即你属于地球上最具适应性的物种。

现在我们来到了十字路口。这早期的印记是健康和疾病的关键所在吗？事情都有两面性。同样的印记可能会在你以后的生活中帮助或伤害你，而且无法预测会发生什么。让我们假设孩子 A 是在安全和受保护的氛围中长大的，他在成长过程中一直抱着这样的信念，而孩子 B 则有着这样的想法：生活是不安全和不可预测的。我们可以说，

A 孩子会比 B 孩子生活得更开心一些。但是，如果危险迫在眉睫，比如第一个艾滋病病例或如希特勒般的人物忽然出现了呢？如果一个孩子默认在一个良性、安全的世界里一切都会好起来的，那么他可能会悲剧性地像一个成年人面对迫在眉睫的威胁时一样手足无措。而如果这个孩子默认人们必须面对最坏的情况，那么他可能会成为这两种情况中唯一的幸存者。

西福得出了一个突破性的结论。多亏了基因的进步，人们现在可以看到整个基因组究竟在哪里被标记为好或坏妈妈。他指出了一项关于猴子和母性的研究，其中一个猴子宝宝有一个真正的妈妈，而另一个猴子宝宝有一个用来替代妈妈的娃娃。两组的许多基因看起来都不一样，这种差异最早在猴子宝宝出生后 14 天就开始了。"这标志着当你成年后，生活的整个过程都将是这样，"西福说，"压力重新排列了整个基因组。"这些差异出现的时间有多早？这个问题与婴儿早期的经历有关。例如，当照顾一个婴儿时，父母可以选择让婴儿哭，努力训练他整晚睡觉，这就是所谓的费伯训练法。或者像鲁迪和他的妻子多拉训练他们的小女儿莱拉一样，每次莱拉哭的时候他们都能把她照顾好。

后一种情况对父母来说更为艰难，但婴儿身上最早的神经网络和基因印记将产生一种可以终生延续的信息，即世界是一个美好而安全的地方。当然，世界仍然将充满挑战和失望，但这种早期的积极影响在很大程度上提升了人一生中的疗愈能力而不是痛苦。

我们可能已经知道（并被安排接受）我们从出生的那一刻起在世界上的地位。动物本能地服从这样的程序。例如，猴子总是把自己安排在一个社会等级中，这个等级中有一只在等级顶层占主导地位的猴子和一只在等级底层最低等的猴子。当它们从子宫里出来的时候，它们基因组的差异就已经存在了。从人类的角度来说，这可能意味着，从出生的第一天起，就会给婴儿留下属于弱势群体的印记。让这种可能性更加令人不安的是 1998 年的一项研究，该研究追溯到了一场冰暴，那场冰暴使魁北克全境的电力在严冬中完全崩溃。这事件对一些人来说压力更大，在这些人群中就有孕妇。在跟踪她们的婴儿 15 年之后，发展心理学家苏珊金发现，在冰暴期间和之后经历了高度紧张体验的母亲的孩子患孤独症、代谢紊乱和自身免疫性疾病的概率更高。当然，这里不能假设这两者之间有因果关系。此外，也有许多其他发现和类似的研究，例如在怀孕期间的特定时间发生的单一事件可以影响胎儿发育。但更重要的是：自我到底有多不稳定？尽管我们认为"我"年复一年都是一样的。

关于自我不稳定最长的研究来自苏格兰。1947 年的苏格兰，学校老师被要求对 14 岁学生的六个性格特征进行评分：自信、有毅力、情绪稳定、认真、富有独创性和强烈的学习欲望。共有 1208 名学生参与其中。2012 年一项后续研究追踪了同意对自己的相同特征进行评分的 174 名幸存者。为了获得正确的看法，幸存者们还被要求找到一个与他们很熟的人，并给他们单独打分。长期以来，心理学一直认为人格是稳定的，有一个共同的偏见是"人永远不会改变"，但是苏格兰的研究得出了相反的结论。尽管人年轻时和老年时有相似之处，但"相关性表明 6 个特征中的任何一个都没有显著的稳定性"。

没有人知道为什么先前的研究表明，随着时间的推移人格会保持稳定。母亲们常说，她们看到婴儿身上会有婴儿长大后所具有的那种性格。"你过去是个安静的孩子，你现在也会很安静"是一句典型的话，或者"你总是想自己走自己的路，甚至在你两岁的时候你就这样了"。但是时间似乎可以很好地解释这样的情况。苏格兰的这项研究是最长的一项研究，而这些人到了 70 多岁的时候，发现现在的自己与青少年时期的自己"几乎没有任何关系"。

改变自我意识的机会一直存在。同样重要的是，一辈子的经验无论如何都会改变你，你等待的时间越长，你就越会在你不知情和不同意的情况下遭到改变。我们想指出一些基本结论：

· 早期的经历在基因、生物学和行为方面给孩子留下的印象比任何人想象得都要深刻。
· 在所有这些影响的综合因素中，我们每个人都带着一张不是我们的选择而是一个印记的生命地图。
· 我们可以通过选择我们真正想要的信念、行为和解释来改变这种印记。换言之，一旦你下定决心，无意识的印记就可以被解开——据我们所知，没有其他生物具有这种可能性。

医学上曾有过关于身份完全改变的轶事。20 世纪 60 年代，一位才华横溢但古怪的苏格兰精神病学家莱恩风靡一时。莱恩报告了一名年轻女子昏迷后突然醒来的情况。她知道自己的名字，但是却发生了一个奇怪的转变过程。这个女孩以前很害羞很内向。现在护士们把她当成了名人，当成了社交场合的活跃人物。他们称赞她机智迷人。在很短的时间内，病人相信了别人告诉她的话，然后性格就改变了很多，变成了一个跟大家所提及的人物形象相吻合的人。

如果我们知道"我"可以通过脑损伤或心理原因被一个个地拆

除，那么自我就远不如任何人想象的那么稳定和可信。这让我们想起了达伦。如果一个 14 岁的孩子在六七十岁时认不出自己这件事是真的，那可不是达伦想要的。他彻底改变了以前的自己，因为他再也不能和以前的"我"生活在一起了。现在他已经 40 多岁了，当他拒绝了一个不可接受的"我"之后，生活又把他带到了哪里呢？

他承认："我偶尔会遇到高中和大学的老朋友，他们说：'你一点都没变。'但我可以一笑置之。我知道他们只是想夸奖我。如果他们真的了解我，他们就会很震惊，因为我现在对自己的感觉和我当年对自己的感觉完全不一样。我过去常常逃避自己。我脑子里有个声音，每天都在提醒我自己不够好。现在所有这些都已经消失了。

"我脑子里一直在评判自己的那个声音很长一段时间之后才消失。一千次，或者一万次，我都会说，'我不再需要你了'。我曾经为自己是多么坚强和强硬而自豪，而这也需要很长时间才能扭转过来。但是你不能没有感情地活着，你只有暴露了自己的脆弱性才会有感觉。我怀疑每一百个人中就有一个会面对这样的事实。我不得不这样做，因为让我走上这条路的东西，即我对我弟弟的死的那份内疚，真实得让人无法否认。

"在这方面，我最大的教训是，情绪可以成为你生活中一件积极的事情。很多其他的东西开始转变。关于我是否可爱，是否能爱其他人的纠结过程就足够写一大本书了。但如果你提前把每一个问题都说出来，你就会把自己吓坏的。我坚持让事情按自己的意愿发展。我对什么东西都不抗拒。当你不再害怕自己的时候，你也就不会害怕自己的感受，或者别人说的话了。你不用担心未来，也不用重温过去。

"在这个期间的某个时刻，我没法逃避痛苦。我换了一个挡位，开始变得对自己的情况感兴趣。这就像在显微镜下观察另一个人一样。当恐惧和判断消失后，你开始享受于其中。"

我到底做了什么？

"自我发现。没有哪个词能说得十分明白，但这就够了，"他说，"当你问'我是谁？'时，答案是分不同的阶段的。"

那他现在在哪个阶段上呢？

"在某种程度上，我一直处于同一个阶段——一直进行中的阶段。"我们都处于进行中的阶段，归根到底，那才是最好的生存方式。了解了遗传学对每一次经历如何在多达数百个基因上留下印记的说法，你就会明白这个过程永远都不会停止，因为注定了这是不会停止的。活着就是加入进化之河——你不能两次踏入同一条河流。更高的疗愈是以扩展、成长和进化的态度去拥抱每一次经历。是什么促使生活前行？是生活本身。当我们开始信任这个事实的时候，疗愈之旅就会到达它所需要的地方，而这是一个需要我们全力以赴的项目，因为它代表了此时此刻生命的喜悦。

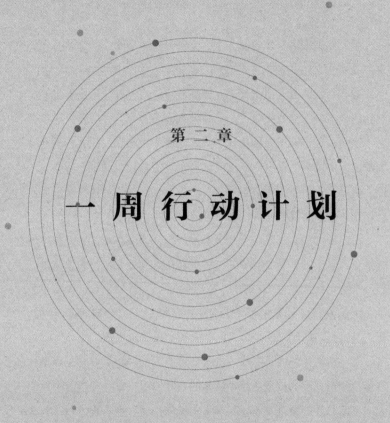

第二章

一 周 行 动 计 划

我们在这本书的开头说，增强免疫力迫在眉睫，因为每个人的健康都受到了前所未有的挑战。你必须确保你的免疫力不会因为压力、生活方式紊乱和衰老占上风而达到临界点。现在你已经知道要遵循一种新的模式——自我疗愈，这将增强免疫力并终生保护你的健康。

显而易见，知识在被激活之前是无用的，激励人们去行动往往会面临巨大的障碍。良好的意愿会逐渐消失，最周密的计划也会误入歧途。所以我们不得不扪心自问，一个行动计划如何才能持续一生。只有这样才会产生我们一直认为有可能得到的好结果。

我们通过观察小孩子得到了答案。每一位家长都知道，童年的发展是令人着迷的。一个 4 岁的孩子正在玩纸娃娃和字母积木，然后你转过身去，好像只过了一瞬间，这个孩子已经在看书和玩跳房子游戏了。大脑发育已经发生了重大变化，以协调学习如何阅读所需的一切，甚至做一些简单的事情，比如完美的单脚平衡跳。

大自然把儿童成长的每一步都安排得如此轻松，以至于一个孩子甚至不知道早期的自我已经被后来的自我所取代了，而这给了我们线索。采取自我疗愈几乎不费吹灰之力就能做到，在一周、一个月或一年中，会发生许多让你感觉无比自然的重大变化，你甚至都不记得自己曾经有过其他的生活方式了。

这就是本书第二部分提出的七天计划背后的哲学理念。每一天把注意力都集中在一个主题上。例如，星期一就包含了改吃消炎食品的建议。在"做"和"不做"两个类别中，分别有几条建议——我们更喜欢"不做"而不是"禁止做"，因为改变你的生活方式通常涉及你需要放弃的旧生活方式。世界上的建议没有最好只有更好。选择你自己喜欢的就好。

星期二你会进入一个新主题，即减压，请把你的注意力放在这里。如果你不想继续你星期一所做的改变，那也没关系。

当你完成一周主题并将页面翻到下一周后，相同的主题将会重复进行。你再一次随意选择那些你想要的改变。我们觉得这样毫无压力地去实施这个计划，你的身心就会很享受每一次变化，并保留那些感觉良好的变化。例如，为了对抗炎症，一个人可能会在饮食中添加坚果，而另一个人则会在饮食中增加纤维的含量。我们无法预测哪些变化会持续下去，但如果这两个人能够持之以恒，那么毫无疑问一些选择将会成为他们生活方式的一部分，只是时间问题而已。

这是一周的计划安排，涵盖了你在第一部分学到的主题。

- **星期一**：消炎饮食。
- **星期二**：减轻压力。
- **星期三**：抗衰老。
- **星期四**：站立，散步，休息，睡眠。
- **星期五**：核心信念。
- **星期六**：顺其自然。
- **星期日**：循序渐进。

你唯一的义务就是按照自己的意愿，从选项名单中选择"做"或

"不做"的事情。我们建议你至少阅读一次针对当天的完整章节，并尽可能频繁地返回该章节进行强化。

你的选择将带来什么样的结果呢？请敞开心扉，拭目以待吧。这是一场你同时扮演科学家和实验鼠角色的实验。

对于一些主题，比如保持消炎饮食，人们很容易就能做出简单改变并坚持下去，而且也很有可能会长久坚持下去。不过在其他主题中，比如每天晚上步行半小时，要将这一选择长时间地纳入你的日程可能就更具有挑战性。只要按照自己的步调走，并且永远记住你的选择是愉快的就可以了。

星 期 一

消 炎 饮 食

今天的建议——只选一个

取

在饮食中添加一些消炎食物。

去杂货店购物时多买些有机食品。

饮食中增加膳食纤维的摄入。

服用益生菌补充剂。

换成橄榄油或红花籽油。

每天适量喝点咖啡。

舍

大幅减少糖摄入量。

不吃垃圾食品和快餐食品。

扔掉不新鲜的食物，包括不新鲜的食用油和超过一天的剩菜。

全面减少脂肪摄入。

减少盐的摄入。

不要喝酒。

周一的行动计划是依靠饮食来减轻炎症。我们重新调整饮食是因为两个因素：第一，你所做的改变可能是渐进的，这使你更容易采取一种能够长期坚持的抗炎疗法；第二，美国人对糖、盐、脂肪和加工食品的超大胃口被视为导致炎症的主要因素。所以在"取"项目列表中，我们希望你添加更多有益于疗愈效果的食物；而在"舍"项目列表中，我们要求你减少饮食中对疗愈效果无益的部分。

但是光靠饮食还不足以控制慢性低水平炎症。随着医学的不断发展，我们发现炎症对身体活动的影响方式也越来越多，人们开始意识到炎症是人类整个身体系统的敌人，它可能正在入侵身体的每个角落。造成慢性炎症普遍存在两种情况：第一种情况，白细胞和其他免疫细胞聚集在一起对抗实际上不需要炎症反应的威胁。在这种情况下，没有实际任务的细胞可能会开始攻击人体自身的细胞。第二种情况，一种低级别威胁确实存在，但却没有被患者或他们的医生发现。然后免疫反应继续被触发，却没有解决根本问题。

基本上都是在第二种情况下，才可以通过改变饮食来取得疗效，这反过来会影响我们的肠道和消化过程。想要好好地消化一顿饭，人们需要一系列微生物，即分解特定营养物质的细菌来帮忙。随着时间的推移，这群细菌在体内已经形成了自己的生态系统，被称为微生物群。我们在《超级基因》这本书中花了大量时间来讨论微生物群，如果你把细菌 DNA 也考虑进去的话，那么人体内估计有 200 万个基因，与出生时携带的 20 000 个基因相比，可以肯定地说我们就是个细菌有机体。

那些主要存在于肠道，但也存在于其他部位如皮肤、阴道和腋窝的微生物群极其重要，而且饮食会对它们产生直接影响。这些细菌不是侵略者。微生物群和心脏或脑细胞内的 DNA 一样都是我们的 DNA——事实上，现在已知的人类 DNA 中含有大量的微生物 DNA，这些微生物 DNA 在地球上生活了亿万年后已经被同化了。

请随意跳到今天的"取"和"舍"项目列表，但是关于微生物群的一些有趣的信息已经出现了，我们想与大家分享一下。人体的每一次呼吸对外部环境都是开放的，多年来标准的医学模式认为，鼻腔和鼻窦腔作为微生物被吸入时最先到达的部位，也是易受伤害的部位。灰尘、过敏原和微生物确实通过鼻腔和鼻窦腔被过滤掉了，但是没有人怀疑这些温暖潮湿的小环境实际上是有生命的，它们有自己的微生物群。

然而这就是事实，现在看来，人类与鼻窦腔内微生物的 DNA 有着非常复杂的关系。事实上，这是两种一直在延续而且不断变化的关系。一种是微生物群相互作用的关系，另一种是人类相互影响，时间跨度短则一天，长则如我们人类存在的历史一样长。经常鼻塞或鼻窦充血（慢性鼻窦炎）的人可能不会仅仅对空气中的某种东西，如过敏原或病原体做出反应。相反，这种微小的微生物群中的某种不平衡可能是罪魁祸首。据推测，细菌活动导致了鼻窦组织的慢性炎症（你听到这个结论也不会感到惊讶）。

另一个例子是口腔内的微生物群。数以百计的病毒、细菌和真菌都与此有关——如果这个画面让你有点反胃，也不要觉得不好意思。它们结合在一起形成一层生物膜，覆盖在口腔内的所有黏膜上。先刷牙再用漱口水漱口也不能去除这层顽固的膜，当然你也不希望它就这样被清除了。这种微型生态系统通过过去 200 万年的进化来保护人类物种的健康，尽管这种合作关系究竟是如何运作的我们还无从得知。

有一种理论认为，有害细菌（病原体）总是存在于口腔微生物群中，但它们的数量远远少于有益细菌，因此它们被控制住了。如果平衡被逆转，病原体开始在生态系统中过度繁殖，疾病就会暴发。这可能是由炎症引起的，但没有人能确定。其他触发因素也可能有责任。为了对所有大大小小的微生物群的位置有一个可靠的了解，地球微生物群项目和类似的工作正在制作一份我们体内数千种微生物的基因组目录。早在1972 年，人们就估计细菌细胞数量是人类细胞数量的 10 倍之多，但现在我们知道微生物数量大约与人体实际细胞数量的比例是 1∶1，所以绘制它们全部的 DNA 图谱是生物学史上最庞大的项目之一。

不必赘述我们在《超级基因》中所涉及内容，以下是与今天的行动计划相关的要点：

- 肠道微生物群因培养基的不同而不同。它在我们每个人身上都在不断地变化，因为它不仅仅对饮食，还对压力甚至情绪都有反应。

- 由于其复杂性和因人而异的巨大变异性，一个"正常"的肠道微生物群的概念尚未形成。

- 然而，人们普遍认为，一个良好、健康的肠道微生物群是建立在大量富含水果、蔬菜和纤维的天然食物基础之上的。

- 现代西方饮食，都是低纤维、高糖、高盐、高脂肪的加工食品，可能严重降解肠道微生物群。其他引起问题的因素还包括乳化剂和人工甜味剂。

- 当肠道微生物被破坏或降解时，细菌开始释放所谓的内毒素——微生物行动的副产品。如果这些毒素通过肠壁进入到血液中，炎症标志物就会被触发直到毒素消失。

从这些要点中可以提取出大量信息，因为无论血液流到身体的哪个部位，由微生物群引发的炎症都会开始产生问题。然而，今天我们关心的是让你的肠道微生物群恢复到健康状态。

"取"的一面

有时我们会给出并不适用于所有人生活方式的选择，但采用消炎饮食基本上适用于我们所有人。我们将参考为《超级基因》做研究时所采用的饮食信息。其实质是尽可能采用天然、有机的全面膳食。由于现在的便利店开始提供有机食品，食用有机食品不再像以前那么昂贵了。但是我们也意识到购买天然食品对家庭预算的影响，而且每卡路里的快餐价格要低得多。但请记住以下几点：

你可能不需要你觉得自己需要的热量

人们（特别是随着年龄的增长）会变得越来越喜欢久坐或慢节奏的生活，这种生活方式所需的热量比你想象的要少得多。旧的指导方针规定，如果运动量不大，每天摄入大约 10 卡路里 / 磅[①] 即可。一个慢节奏生活的成年人平均每天需要大约 2000 ~ 2500 卡路里的热量。

但一些关于久坐生活方式的报告却大幅削减了这一数字。以前被认为是禁食的饮食，从 1200 卡路里到 1500 卡路里，对于每天花几个

---

① 如果你体重 150 磅，你应该每天摄入 1500 卡路里。

小时在电脑前工作或玩电子游戏的人来说，很可能是正常的要求。

便宜的卡路里和营养卡路里不一样

美国对零热量上瘾，而零热量恰恰也是最便宜的。以玉米糖浆形式存在的糖和各种脂肪（如玉米油），在加工食品中的使用成本极为低廉，但是这些糖和脂肪也具有炎症特性。加工食品、垃圾食品和快餐食品的热量曲线呈上升之势，而其营养曲线（纤维、维生素和矿物质）却每况愈下。

天然健康食品是自然之道

关于美国不健康饮食的争论就科学而言已经结束，但人们还有很长的路要走。归根结底，（不管你选择什么食物）人类的肠道，包括其丰富的微生物群，比任何其他生物都能适应更多的食物，因为我们是终极的杂食动物。这种不可思议的适应能力是在几万年的时间里完全依靠天然的健康食品进化而来的。

第二次世界大战后，美国饮食中的糖、盐和脂肪急剧增加，这对我们的身体进化和适应能力来说速度太快了。新饮食的冲击仍然伴随着我们，由此造成的损害往往会挑战甚至压倒我们的适应能力。荷尔蒙失衡、肥胖症、2型糖尿病、胰岛素阻抗、胰岛素分泌过多（高胰岛素血症）以及食物过敏症增加，包括疑似的谷蛋白过敏症，这些病症曾经都很少见，现在却业已成了现代西方社会的通病。忽视自然之道已经让我们为之付出了高昂的代价。

天然健康食品是不会让人上瘾的

不可否认，购买天然食品和有机食品的成本更高，但它们吃起来给人很满足的感觉，不会导致如加工食品、垃圾食品和快餐食品所产生的上瘾效应。对不良食物上瘾是一种习惯行为，是由对高糖和重盐以及让人欲罢不能的三种口味（甜、酸和咸）的持续渴求造成的。每一顿"快乐大餐"（不管你怎样称呼它）都离不开这三种口味。

当你转向天然有机食品时，你就会在零食、苏打水、冰淇淋和巧克力方面少花钱，而这有助于平衡你的预算。按热量计算的话，这些食物可能是最昂贵的，特别是当你喜欢豪华冰淇淋和巧克力时更是如此。

天然的全面膳食可以解决广泛的抗炎问题，但具体的食物有哪些呢？随着公众兴趣的增加和研究的深入，抗炎食品越来越受到人们的青睐。如果你主要是想看一份特定的抗炎食品清单，那么下面的内容可以充实你的知识，而不是告诉你只能食用这些"正确"的食物。

抗炎的食物

鲑鱼、金枪鱼、鲭鱼、鲱鱼等；

浆果；

核桃、杏仁、榛子等坚果，花生除外；

种子；

全谷物；

深色绿叶菜；

大豆（包括豆浆和豆腐）；

豆豉；

真菌蛋白（来自蘑菇和其他真菌）；

低脂乳制品；

甜椒，各种辣椒（辣味并不代表身体有炎症反应）；

番茄；

甜菜；

酸樱桃；

姜和姜黄；

大蒜；

橄榄油。

哈佛医学院在他们的线上健康出版物中，为这个清单增加了一些项目：

可可和黑巧克力；

罗勒和许多其他草药；

黑胡椒。

其他列表添加了以下内容：

卷心菜、小白菜、西蓝花、花椰菜等十字花科蔬菜；

牛油果；

辣酱；

咖喱粉；

胡萝卜；

鸡胸肉（红肉替代品）；

芜菁；

西葫芦；

黄瓜。

撇开抗炎作用不谈，它们都是健康的天然食品，让它们成为你饮食中的主要部分是有益无害的。然而，这些食物是否真的对人体有抗炎作用，以及它们对微生物群有什么影响（如果有的话），科学界对此还没有定论。尽管如此，你的基因组和微生物群对日常生活的反应强烈表明，你吃的东西会对整个身体系统产生影响。

咖啡

许多研究已经证实了喝咖啡对健康的益处，而且其作用机制常常是未知的。2015 年的一项研究对 20 多万受试者进行了 30 年的健康状况评估，发现那些每天适量喝咖啡的人，其死亡率降低了 15%，我们曾经用这个作为我们的健康指南。2 型糖尿病（可能与咖啡能降低血糖有关）、心脏病发作和脑卒中（可能与抗炎作用有关）、肝癌（原因不明）、自杀（原因不明）以及胆结石和帕金森病等多种疾病的风险，都因为饮用咖啡而有所降低。

因为与长寿最有可能的联系是减少炎症，我们以此作为喝咖啡的最佳理由。对于长寿来说，咖啡是含咖啡因的还是不含咖啡因的似乎无关紧要。因为喝咖啡的人更有可能吸烟，所以需要注意的是，在把吸烟从等式中去掉之后，寿命延长了。与其把咖啡当作神奇的灵丹妙药，你还不如把它添加到有益食物的清单中，同时还要考虑到更广阔的前景。

益生菌

随着对微生物群研究的不断深入，人们对能保持微生物群健康的食品兴趣也是日渐增加。你可能听说过益生菌，它们要么是食物，要么是补充剂，可以为肠道添加有益的微生物。益生菌是含有植物纤维的食物或补充剂，可以滋养消化系统中已经存在的微生物。

一般来说，你应该首先关注益生菌，以保证微生物群不会释放引发炎症反应的内毒素。如果你的饮食像典型的美国饮食一样，里面纤维含量很低的话，那么向食物中添加新的细菌也毫无裨益。政府建议每天摄入 24 克可溶性和不溶性纤维，这大约是典型美国饮食中纤维含量的两倍之多。你不需要忙着计算纤维的克数，尽管它们现在已经列在加工食品的营养标签上了。

一旦你食用了天然食品，特别是水果和蔬菜，你就为身体增加了纤维的摄入量。最基本的可溶性纤维是纤维素，即所有植物性食物中未消化的部分，但是纤维素是消化道中的微生物赖以生存的物质。几十年来，纤维一直被吹捧为心脏病的预防良方，这可以追溯到非洲部落的最初发现，他们食用了大量纤维，几乎没人患有心脏病。但是灵丹妙药很快就消失了，因为其他的预防因素也在起作用，比如与西方文化的生活方式相比，土著部落生活中的大量运动和低压力因素。使纤维如此吸引人的仍然是它的广谱优势。纤维不仅能对抗炎症，还能缓冲人们对糖的消化（对某些 2 型糖尿病有帮助）；使你有饱腹感（减少暴饮暴食的坏处）；保持消化道黏膜的健康（这可能是导致某些结直肠癌的关键因素）。

食用各种可溶性和不溶性纤维是个好主意，可以从以下容易找到的食物来源中选择。

可溶性纤维

豌豆；

全谷物（包括燕麦片、全麦面包和杂粮面包）；

所有水果，尤其是那些可溶性纤维比不溶性纤维多的水果，如杏、柚子、杧果和橘子等；

所有蔬菜——尤其是十字花科蔬菜，其可溶性纤维含量很高，如卷心菜、芽甘蓝、西蓝花、白菜等；

亚麻籽；

紫杉醇，一种植物提取物，是大多数商业纤维补充剂的基础，也是已知的唯一能降低"有害"低密度脂蛋白胆固醇水平的纤维补充剂。

不溶性纤维

燕麦麸，常作补充剂；

麸皮早餐麦片；

碎麦早餐麦片；

坚果和种子；

扁豆；

一般的水果和蔬菜。

益生菌食品含有活的细菌。活性酸奶是电视广告中最受欢迎的益生菌食品，超市也有销售，但也有泡菜、腌酸菜、辣白菜（一种传统的韩国发酵叶菜）和酸牛乳酒（一种味道类似于酸奶的发酵牛奶饮料）。在用餐时吃这些食物有助于通过引入有益的细菌来重置你的微生物群，因为它们会在肠道壁繁殖，并有希望减少或驱除有害细菌。由于微生物群的复杂性和因人而异的巨大差异性，对食用益生菌食品的效果还没有完全可靠的预测。最好的办法是把它们都试一试（它们都是完全无害的），然后再看看效果如何。

益生菌补充剂是一个蓬勃发展的行业，预计在未来将大幅增长。保健食品商店提供的这些补充剂种类繁多，令人眼花缭乱，有些是药丸形式的，需要在饱腹时服用，有些易变质的则必须冷藏保存。关于最好的益生菌补充剂，目前还没有专业的医学建议。原因很简单，微生物群太复杂了，到目前为止人们还没有完全了解透彻。还应注意的是，一种含有10亿个细菌的可靠补充剂将进入有100万亿个微生物的肠道生态系统。10万比1，这一补充剂产生的影响可以说微不足道。乐观地讲，任何将微生物群提升到自然平衡状态的机会都值得一试。尽管服用益生菌补充剂对人们来说很方便，但是益生菌补充剂无论如何也替代不了人们通过食物所获取的益生菌。

另外，你可以在日常生活中加入一片婴儿用阿司匹林或半片成人用阿司匹林来增强抗炎作用。服用阿司匹林被证明是一种降低心脏病发作和罹患某些癌症（如结直肠癌、黑色素瘤、卵巢癌和胰腺癌）风险的有效方法。然而迄今为止，最有力的证据仅限于结直肠癌；根据哈佛医学院的数据，其他的研究结果都是有得有失的。（在将阿司匹林与其他药物，特别是具有抗炎或稀释血液特性的药物结合服用之前，一定要咨询医生。）

"舍"的一面

对于那些多年来一直关注有关典型美国饮食失衡的警告的人们来说，我们列出的这些选择并不会让他们感到意外。如果你能开始减少饮食中过量的盐、糖和脂肪，这就是补充添加天然有机食品的最好方法。但有几个要点需要考虑：

尽早开始改善

对食物的渴望持续时间越长，它就越严重。以高糖、高盐饮食开始生活的孩子们很快就会适应这种默认的正常饮食。你可能已经不再年轻，但作为父母，你需要为整个家庭树立一个好榜样。

不要让年龄追上你

随着人们年龄的增长，他们的饮食通常会减少。他们渐渐倾向于食用方便食品，尽管这并不一定是坏事，因为现在冷冻食品中包括许多健康食品，其中钠和脂肪含量甚至比十年前还要低。还有一种趋势就是老年人也倾向于选择单一饮食，或者接近单一饮食，只有少数食物是他们的首选。随着年龄的增长，这种饮食选择对人们来说是非常不健康的。

随着年龄的增长，肠道的效率会随之降低，这意味着我们不能像年轻时那样吸收维生素和矿物质了。在一些研究中，通过将锰和锌等微量矿物质重新添加到饮食中，痴呆症和失忆的影响得到了显著的逆转。然而即使是医生也很少考虑矿物质缺乏的问题，不过如果你年纪大了，那么建议你服用一种多用途维生素，以满足你对矿物质的日常需求。更好的方法是坚持吃一种为大家所信赖的天然有机食品。

与此同时随着年龄的增长，肾功能也会随着下降，考虑到这个因素，人体可能会缺乏水溶性维生素（维生素C和复合维生素B），因为这些维生素会随着尿液排出体外。补充这些维生素是有帮助的，特别是如果你的饮食还没有摆脱需要"舍"的东西。

尽量不饮酒

酒类在美国社会文化中有着稳固的地位，大多数人会因为各种各样的理由喝酒。酒精在预防心脏病方面的好处貌似是合理的，只要把摄入量限制在每天一杯——通常是晚餐时喝一杯葡萄酒。红酒在法国饮食里传说有很多好处，不过当前研究表明，这种好处并不是红酒所独有的，其实是酒精本身所产生的好处。

哈佛医学院的网站上说，适量饮酒甚至可以抗炎，这似乎有点反常。酗酒者的红鼻子是炎症和肝损伤的标志。在酗酒情况下酒精的抗炎作用就消失了，人们会因为过量饮酒而产生炎症。

对许多人来说，只要一杯下肚就很容易会再喝上两到三杯。另外，一定比例的饮酒者会成为酗酒者；再者，随着年龄的增长，孤独、无聊和久坐的生活方式会导致人们喝更多的酒。所以从整体上来看，酒类有很多危险之处，你应该严肃对待它才是。如果把酒精摄入降到最低限度（比如在餐馆吃饭时喝一杯葡萄酒），那我们就会更开心一些。

保持饮食新鲜

抗氧化剂流行的原因之一，是对抗血液中被称为自由基的游离氧——换句话说，就是能迅速吸附在其他化学物质上的氧原子。这种化学反应在伤口的疗愈效果中是完全必要的，所以自由基是"有害的"这种说法是十分幼稚的。

然而，我们可以采用一个简单的方法来解决整个问题，那就是吃新鲜的食物，并扔掉不新鲜的食用油、超过一天的剩菜、过度冷冻的食物以及诸如此类的东西。食物腐败与氧化有关，同时也与许多可能具有炎症作用的微生物有关。无论如何，腐化和不新鲜都不是你想要的。由于冷榨的初榨橄榄油特别有助于消炎，但也是一种暴露在空气中很快就会变味的油，所以最好把橄榄油瓶子放在冰箱里，室温下只需要保存自己需要的两三天的量就可以了。

仅仅专注于一系列的消炎食品是不够的，同样地也不要把注意力放在其他不好或不健康的食品上。我们希望您在阅读以下被标记为具有炎症特性的食物列表时，不要忘了常识性的东西。

限制或避免的食物

· 红肉（指牛羊肉等）；
· 饱和脂肪和反式脂肪（许多加工食品中存在的动物脂肪和氢化植物脂肪）；
· 白面包；
· 白米饭；
· 炸薯条；
· 含糖汽水。

除此之外，其他可靠来源还补充了以下内容：

· 白糖和玉米糖浆（通常隐藏在不是很甜的加工食品中）；
· 欧米伽 -6 脂肪酸；
· 谷氨酸钠（味精）；
· 谷蛋白。

我们的感觉是，一定要比炎症饮食好，因为那些被证明有风险的食物（垃圾食品、快餐、高脂肪和含糖食品）会导致发炎。炎症和慢性病之间的联系太强，不容人们忽视，紧密关注它对我们的健康大有益处。

关于欧米伽-3脂肪酸和欧米伽-6脂肪酸的说明：几十年来，公众习惯于将胆固醇视为一种"有害"脂肪，尽管胆固醇是每个细胞中都存在的一种生化物质，也是细胞发育所必需的。同样的情况也发生在欧米伽-3脂肪酸上。我们赞同一般的建议，即富含欧米伽-3的冷水鱼，如鲑鱼和金枪鱼，对人们是有益的。但事情远比这更复杂。

还有一种脂肪酸叫作欧米伽-6脂肪酸。在饮食中，欧米伽-3脂肪酸和欧米伽-6脂肪酸都是必需的，我们的身体不能产生这两种脂肪酸。然而事实证明，过量的欧米伽-6脂肪酸与炎症有很强的联系。此外，由于这两类脂肪酸经常同时出现，所以欧米伽-6脂肪酸的有害作用会抵消掉欧米伽-3脂肪酸的好处。简言之，这两者之间必须保持平衡。由于大量使用食用油，所有西方饮食中的欧米伽-6脂肪酸含量都过高。然而这些由植物（玉米、大豆、向日葵等）制成的食用油一度被认为是最健康的，这样的油能够降低心脏病发作的危险是这一说法的主要依据。

如今证据已经明显地转向了另一个方向。对原住民（他们很少食用加工植物油，也不吃加工过的袋装食品）的研究表明，他们的饮食中欧米伽-6脂肪酸与欧米伽-3脂肪酸的比例约为4：1。相比之下，西方饮食中欧米伽-6脂肪酸的含量要高出15～40倍，平均欧米伽-6脂肪酸与欧米伽-3脂肪酸的比例为16：1。在如此高的比例上，欧米伽-6脂肪酸抵消了欧米伽-3脂肪酸的益处。在这一领域进行基因研究并不容易，但据推测，我们是在"狩猎－采集"的社会中进化出来的，所食用的食物中欧米伽－6脂肪酸含量更低，欧米伽－6脂肪酸与欧米伽－3脂肪酸的比例接近2：1。一些专家认为，在人体内两种脂肪酸接近1：1的比例似乎是理想的。

在富含欧米伽－6脂肪酸的食物中，食用油是最主要的，但也有其他的，如下所示。

欧米伽－6脂肪酸的主要来源

· 加工过的植物油（含量最高的是向日葵、玉米、大豆和棉籽）；

· 豆油加工食品；

· 谷饲牛肉；

· "工厂化养殖"生产的鸡肉和猪肉；

· 非自由放养鸡蛋；

· 传统养殖方法生产的肥肉。

但是，食用油在炎症方面有严重的缺点，唯一欧米伽－6脂肪酸含量低和欧米伽－3脂肪酸含量高的植物油是亚麻籽油。在通常销售的植物油中，红花籽油、菜籽油和橄榄油中欧米伽－3脂肪酸的含量不是特别高，但欧米伽－6脂肪酸含量却是最低的，其中橄榄油是最好的。

更让人困惑的是，像猪油、黄油、棕榈油和椰子油这样的"坏"饱和脂肪中欧米伽－6脂肪酸含量却很低，这就是为什么标准预防措施已经开始推荐饱和脂肪酸和多不饱和脂肪酸的原因之一。但真正的罪魁祸首，似乎不是我们吃的天然食物，而是加工食品。豆油价格便宜，而且很容易买到，因此可以用于上百种包装食品。在最短时间内达到出栏标准的谷物饲养的圈养肉牛，要比草饲牛肉所含的欧米伽-6脂肪酸高得多（更不用说牛肉和奶制品工业中抗生素和激素的广泛使用）。在"工厂"系统中使用传统谷物饲料生产的猪肉和鸡肉，以及工厂化生产的鸡蛋里欧米伽-6脂肪酸含量也很高。

　　如果你要吃肉，我们建议你改吃草饲牛肉，以及自然喂养（也称为牧场放养）的鸡和鸡蛋。"自由放养"并不总是可靠的，因为这些鸡可能仍在食用一些传统的饲料。当然，这并不总是简单或可行的选择方案。草饲的牛肉和家禽很贵，通常只在专卖店有售，所以说尽你所能吧。总的来说，一旦你意识到这个问题，重新平衡你饮食中的脂肪酸就可以归结为一些简单的步骤了。不要把注意力集中在你饮食的这一方面——清单上的每一项都与你应该逐步食用的天然有机食物相一致。

如何平衡脂肪酸

- 用红花籽油和橄榄油烹调食物；菜籽油虽然不太好，但可以接受。
- 食用不含盐或低盐的坚果，包括核桃、杏仁、山核桃和巴西坚果。限制高脂肪坚果的数量，如腰果和夏威夷果，以及花生。
- 吃种子，包括不含盐的奇亚籽、葵花子、南瓜子、大麻籽和亚麻籽。
- 食用含脂肪的鱼——每周不超过6盎司，以及以菌蛋白为基础的产品。如果是素食者，多吃脂肪含量较低的坚果（如核桃、杏仁）和种子。
- 避免食用配料表中含有高豆油的包装食品。

- 不要用大豆油、向日葵油或玉米油烹调。
- 少吃或不吃牛肉、猪肉和鸡肉。
- 对于任何肉类和家禽，购买瘦肉并把肉上的脂肪剔掉。

食物与身心的相互作用既迷人又复杂。我们想给你一些更深入的信息，但是当谈到实际操作的时候，你应该按照自己的节奏进行，记住改变你的饮食是一场马拉松长跑，而不是短时冲刺。重要的不是你所做的选择，而是随着时间的推移你所一直坚持的正确选择。

这就是为什么我们的饮食改变行动计划会涉及一些你能够采取的那些疗愈整个身体系统的最简单、最直接的步骤。每个人都应该优先考虑这些步骤。但如果按照目前的趋势继续下去，更多的焦点将会放在微生物群及其与炎症的关系上。饮食只是其中因素之一，这在我们的全系统方法中并不奇怪。如果你想要真正多做一些事情来疗愈和平衡你的微生物群，那你就要把身心作为一个整体来考虑。以下是个有用的清单，它收集了关于生活方式和微生物群的最新信息。这样的生活方式将包括今天行动计划中涉及的所有选择，这意味着我们在健康的饮食生活中更进一步。

健康肠道微生物群的最佳生活方式
- 少吃脂肪、糖和精制碳水化合物；
- 添加足够的益生元，即来自全水果、蔬菜和谷物中的纤维，作为细菌的饲料；
- 避免化学加工食品；
- 拒绝酒精摄入；

· 服用益生菌补充剂；

· 吃益生菌食物，如酸奶、酸菜和泡菜；

· 减少食用容易导致发炎的食物；

· 专注于具有抗炎作用的食物，如鲜榨橙汁；

· 尽力处理好压力；

· 关注如愤怒和仇恨等"激化"情绪；

· 寻找引起炎症的医学原因，如真菌感染和压力；

· 控制体重增加。

　　正如你所看到的，完全摆脱炎症的困扰等同于一般的疗愈生活方式。这就是为什么我们今天把调节饮食作为解决这个问题的唯一最佳方法。在你生活的其他方面，如减肥或压力管理，炎症真的不需要被单独拿出来——这些措施是为了整个身体系统的健康和总体幸福感而实施的。

星 期 二
减 轻 压 力

今天的建议——只选一个

取

冥想。

上瑜伽课。

练习有意识呼吸。

安排休息时间和静心时间。

练习集中注意力。

识别压力的不同阶段。

舍

不给自己施加压力。

不要忽视生活中感受到压力的事件。

尽快摆脱压力。

解决重复的压力问题。

检查你因沮丧而一直忍受的问题。

把不规则习惯变成日常习惯。

与慢性炎症经常藏在表面之下来去无踪不同，压力是个隐藏在我们眼皮子底下的敌人。普通人每天都会睁一只眼闭一只眼、日复一日地面对相同的压力源：过度的噪声和慌乱的匆忙；家庭和工作中各种繁杂要求；无处不在的感官超负荷；沮丧地在滚滚车流中驾驶着汽车；一天的时间都在疲于奔命，却仍然没完成那些需要搞定的事情。外部压力源的共同点是让人有压力，每个人都知道承受压力是什么感觉。如果外部压力源是真正的问题所在，那么解决压力就不会比从鞋子里取出一个小石子困难——一旦感觉到不舒适，你肯定马上就把它解决掉。

正如我们所知道的那样，压力要复杂得多。我们每天都要承受这么大的压力，说明我们在处理压力问题方面做得很不尽如人意。今天，我们希望你能脱离困境，从此认真地去减轻生活中的压力。你也许很擅长处理日常生活压力，但是再小的压力日复一日地积累起来，你的细胞终将会受到不利影响。前文中，我们列出了压力对人产生影响的三个阶段，首先是对人们心理上和精神上的影响，其次是行为上的，最后是身体上的伤害。但等到第三阶段，人们出现高血压和消化系统问题等症状时，就会显得缺乏远见。压力早早地就占了上风。

当压力占上风时

如果人们总是在抱怨压力，还不断地听人述说它的破坏性影响，却仍然对压力放任不管，出现这样问题的原因是什么呢？我们今天所列出的选择既不新奇也不令人惊讶。人们现在对冥想和瑜伽都已经非常熟悉了，所以将来练习冥想和瑜伽的人们应该比现在多得多。在工作日安排休息时间和安静时间应该成为我们的日常生活习惯。学会在压力环境中保持注意力集中，也应该是我们从小就要学会的一种应对机制。

很显然，减轻压力的第一步也是最重要的一步，那就是要改变你的态度。否则，你应对日常生活压力的能力只会停留在当前的状态，即三心二意地去应付压力，其结果也总是不尽如人意。在某种程度上来说，这种情况类似于速成节食法。正如我们前面提到的已被大多数人意识到的那样，临时节食并不能减轻体重。成功减肥超过 5 磅并且能保持两年之久的节食者不到 2%。但面对这些令人沮丧的事实，美国人不断地节食却没有取得太好的效果，而最新流行饮食的推动者却小赚了一笔。换句话说，人们总是在做一些本来就不起作用的事情——很多人在处理压力时也是如出一辙。

为了让你能开始改变对压力的态度，这里给出了清单，上面列出了一些一开始就行不通的事情。

为什么压力总能战胜我们

对日常压力源的无效反应：

- 我们认为有点压力是正常的。

- 面对外来压力，我们感到很无助。

- 痛苦的迹象（易怒、疲劳、精神迟钝）被忽略掉了。

- 我们的应对机制极其有限。

- 我们认为忍受压力是无伤大雅的。

- 我们否认或者只是不知道自己承受着很大的压力。

- 我们听说有压力才有动力，有动力才能成功。

这些信念和行动都是自欺欺人的，但每一个都有一丁点儿道理。如果你生活在嘈杂的城市里或在建筑工地上工作，那么周围的喧闹声确实是你无法控制的。忍受压力并不是无害的，但是如果你被困在交通堵塞中或者家里添了个新生婴儿，你基本上也就无能为力了。没有人能在压力下茁壮成长，这个成长不是指细胞层面上的，但一些雄心勃勃、功成名就的人声称，他们的成功要归功于对极大压力的渴求，他们觉得只有在这种情况下，才可以证明自己是赢家。这些所谓的真理掩盖了人们不愿意面对的现实：压力是现代生活的流行病。

为了让这一点真正深入人心，让我们先来做个说明。首先，对一位年轻的丈夫和父亲 A 来说，这是他职业生涯中再普通不过的一天。A 起床有点晚，匆匆忙忙地准备着工作的事情。他听到孩子们在另一个房间里打闹，大声叫他们停下来。出门之前他轻吻了妻子，并说时间太紧张，来不及吃早饭了。路上严重堵车，所以他赶到办公室的时候心情也不好，老板盯着自己的表，提醒 A 有项工作的截止日期马上就要到了。

在开完一个全体员工都被逼着出结果的会议之后，A 终于放慢了脚步，可以喝杯咖啡，吃个甜甜圈，休息一下。他有点内疚地在午饭时喝了一杯酒，借此放松一下，下午余下的时间就没那么紧张了。下班回家的路上很顺利，A 回家后感觉很好。他开始了熟悉的家庭生活，和孩子们待上几分钟，再上几个小时的网。他妻子已经学会忍受这一切了。当他浏览到一个煽动性的新闻网站时，他就会生气地骂道："该死的政客们！"睡觉前，他突击处理了带回家的一些工作。A 和他的妻子仍然过着积极的性生活，但他们今晚都太累了。周末早晚会来的。

这绝对不是对数百万人如何度过典型工作日的拙劣模仿。每一件事都是一个压力点，但以社会大众的标准来看，A 过着美好的生活，或是在尽一切的努力去达到目的。这一代人以前，当压力还是一个新鲜的话题时，人们典型的一天可能包括连续吸烟、大量饮酒以及给家中的女性带来更多负担。医学对压力的影响有着广泛的了解，一直深入到了表观遗传层面，在表观遗传层面，负面经历会留下改变遗传活动的痕迹。然而，这些知识并没有转化成我们的生活方式。今天，我们希望你能放松下来，以一种自觉的方式来减少日常生活中的压力。

"取"的一面

所有推荐的与压力相关的选择都集中在摆脱交感神经过度激活症上，我们在前一章中专门讨论了这一点。压力的反面是放松。像冥想和瑜伽这样的练习远远超出了简单的身体放松，甚至超越了寻求精神上的平静和安宁。但是放松是一个开始，因为如果身体不放松，就会受到压力所带来的干扰，而这样忧心忡忡的状态就会导致人们没有能力去支持微妙的体验。我们两个作者都强烈支持东方智慧传统，因为它们以更高的意识作为自己的基础。我们赞同以更高的意识去获取更好的疗愈效果。但在优先处理重要事件的基础上，人们需要恢复到一种贯穿整个身心的默认放松状态。

我们可以为一周中的每一天列出一个减压练习，那就是冥想，因为它对整个身心都是有益的。到目前为止，在这本书中，我们对你可能更喜欢哪种冥想方式持开放态度。正念冥想很受欢迎，呼吸冥想是不费吹灰之力的，心灵冥想对许多精神虔诚的人有吸引力。有无数的书籍和网站可供你探索关于冥想的整体主题。

很少有实验能将一种冥想与另一种冥想进行比较，从而有效地证明哪一种是"最佳"的冥想方式。事实上，"最佳"不是一个适用术语。你觉得舒服并将成为你终身练习的冥想方式，就可以定义为最佳的冥想。当人们再也感觉不到冥想的任何好处时，他们就会放弃冥想练习；如果他们感觉到了不断的个人进步，就会坚持练习下去。这些都是不可预测的（有时候冥想会因为人们生活一帆风顺而被放弃，这也被视为冥想已经完成了它的工作）。针对冥想被证明的益处而言，人们最有可能认可的是咒语冥想，因为它源自古老的印度，在那里确实有数百个有特定效果的咒语；而最终的效果是开悟，或不受外部事件干扰的完全的自我意识。

下面是一个没有宗教内涵的简单咒语：

· 坐在安静、光线柔和的房间里。闭上眼睛一两分钟。如果你觉得困了，就躺下小睡，而不是开始冥想。

· 当你感到心无旁骛，呼吸放松而有规律时，默默地说咒语"So bum"。

· 根据个人情况和你喜欢冥想的程度，重复咒语 5 ～ 20 分钟。

· 不要机械地重复咒语——这不是无声的吟诵。相反，当你想重复的时候，就说"So bum"。其中的间歇可以短至几秒，也可以长至几分钟。咒语冥想不是通过停止思考的过程，而是通过让头脑进入一种自然安静的状态来使它平静的过程。不存在强迫的问题，也没有机械的东西。也不涉及任何魔法。重复通过其安静、祥和的自然倾向来使头脑平静下来。

· 思想是否侵入并不重要——它们总是会侵入的。思想是冥想的自然组成部分，只要轻轻地继续念诵咒语就好。咒语重复的频率没有最低的要求。如果你念诵了一次之后就打瞌睡，那也是一次很好的冥想。你是需要休息的。如果你念诵了一次咒语，然后进入了深度冥想，那这样的冥想也是很好的，而且两者之间的所有状态也都是好的。

· 冥想让身心通过释放压力来重新平衡自己。在压力释放的过程中，任何感觉或想法都可能产生。这是正常有效的冥想。如果你身体的感觉极其强烈，以至于你不可能轻易地想到咒语，那么就把你的注意力放在你身体感觉强烈的部位。把你的意识与感觉放在一起，不要试图以任何方式去改变它。过上一会儿，这种感觉就消失了。如果这种感觉依然没有消失，你却感到持续不适的话，那就睁开眼睛几分钟。如果不适感仍然没有消失，那就躺下休息直到它消失为止（当然了，真正持续的疼痛是需要医生会诊的）。不要介意消极的想法，它们总是会反反复复地出现的。这是冥想的一个自然方面。然而，如果你感觉自己无法控制那些消极的想法，那么就睁开眼睛，轻松呼吸，直到那些消极想法平息下来。一旦强烈的思想平息下来，你就可以继续冥想了。

· 指定时间一到，就放松下来并享受冥想状态，闭上眼睛，轻松呼吸。为了更彻底地享受这种放松的状态，可以躺5分钟。不要着急回到忙碌的状态中去；如果情况允许的话，放松下来后再恢复到你的日常生活状态。

· 你冥想的频率由你自己决定。一旦你选择让冥想成为你生活方式的永久组成部分，每天两次，分别在早上和晚上做冥想，这是可取的。为了支持自己练习，许多人会加入冥想小组或进行冥想静修。同样，这是个人的选择，但其好处是有了团体的支持，你就不太可能会放弃你的冥想活动。

正念呼吸：今天这个技巧被用来抵消压力的感觉。我们已经提到过它与在办公室保持警觉有关。为了使您不必返回到另一页，我们在此再次做下说明：

· 如果可能的话，找一个安静、光线柔和的房间，房间里你可以一人独处，尽管这并非必要条件。
· 闭上眼睛，让自己心无旁骛。
· 现在深呼吸，放松呼吸，每数到 4 吸气，每数到 6 呼气。如果这让你感到劳累或是你开始喘气了，不要强迫自己做任何事情。正常呼吸，直到你喘过气来，然后恢复正念呼吸。
· 继续呼吸至少 10 次。如果你觉得仍然不够，那就再继续进行5 ～ 10 分钟的正念呼吸。

"舍"的一面

现在"舍"的选择是把你从紧张的环境中解脱出来，否则你可能会被困在那里。这些往往都是导致短暂紧张的小事，但即使是这样，也会引起你不必要的压力反应。关键是要注意你的感受和你可能觉察到的身体感觉。每天检查自己几次，问问自己是否感到紧张、不舒服、憋闷或压力很大。这种感觉可以是身体上的，也可以是精神上的：就压力而言，它们是对等的。你现在的目标是从消极的局面中解脱出来，找到一种独处的方式，重新获得放松的和心无旁骛的状态。

当压力成为常态时，我们需要做的事情就太多了。我们必须认真地接受这样一个事实：压力在许多人的生活中甚至在大多数人的生活中都是以胜利者姿态出现的。因此，要想消除你与压力的这种纠缠关系，我们需要深入讨论这个问题及其解决方案。

内部压力：个中秘密

外部压力源通常是最受研究者关注的类型。在实验室里，老鼠是很有用的实验对象，但它们的内在生活与人类没有可比性，所以用老鼠做的压力实验主要集中在外在的物理压力源上。在一个著名的实验中，老鼠被放在一个金属板上，金属板会发出微小无害的电击。这些电击是随机的，仅仅几天后，老鼠的免疫系统就出现了广泛的损伤。老鼠们表现得既紧张又不稳定；有的老鼠虚弱到筋疲力尽甚至死亡的地步。

无害的冲击导致这种急剧恶化是因为一种看不见的因素：不可预测性。对电击的预期就像悬在老鼠头上的达摩克利斯之剑。无法预测未来，但同时又知道下一次电击是不可避免的，这种状况使老鼠处于一种长期的内在压力状态。对于人类来说，我们已经提到，当压力是随机的、不可预测的、重复的、超出人的控制时，它就会变得更糟糕。但是老鼠的研究者提出了另一个关键点：内部压力和外部压力一样强大，或者说更强大。对痛苦的期待和痛苦本身一样使我们无法忍受。

这为减少压力提供了关键方向，那就是从内部开始。你无法控制任何数量的外部压力源，但你可以控制你的知觉和反应。想象一下，在音乐会上听到钹的奏响把柴可夫斯基《1812 序曲》推向高潮的样子，对此你是欣赏和期待的。与之形成对比的是，一个陌生人走到你身后，在你耳边拿着一对钹敲个不停。同样的外部刺激，却有着非常不同的内部反应。本应有的快感此时变成了侵入性的攻击。

之前，我们根据新生儿父母所能做的降低压力水平的措施，为他们解决急性应激提供了"婴儿解决方案"。现在我们想把这些策略扩展到慢性日常压力，也就是在很长一段时间内造成最大伤害的那种压力。通过改变你对外部压力源的感知和反应，你可以大大减少压力对你的影响。

随机性和不可预测性

这两个因素是相关的，因为根据定义，随机事件是不可预测的。让压力获胜的部分原因是我们对震惊和惊喜的渴望。尽管灾难和灾害是可怕的事件，但新闻周期已经从每晚一小时的主要网络新闻变成了全天候的有线和互联网新闻，这强化了人们一遍又一遍地看坏消息的渴望。暴力视频游戏和动作或冒险电影以想象的方式满足了人们同样的渴望。但压力反应引发的肾上腺素分泌并不知道真实和想象的区别。即使你没有成为一个肾上腺素瘾君子，然而在你内心的某个地方，可能隐藏着一个不断激发内在冲突并渴望行动的影子（如果你是男性的话，可能性更大）。

总的来说，随机性已经成为我们适应了的日常混乱状态。你需要把这种混乱视为一个增加压力水平的因素，而不是生活中不可避免的一方面。当然生活总是不可预知的，而且有一种东西叫创造性不确定性。人们不知道自己下一幅画或是下一首音乐是什么样的，这就是创作带来快乐的一部分。但在日常生活中，控制混乱仍然很重要。

以下是一些需要考虑的步骤：

· 让你的日常生活更有规律。每天在同一时间起床睡觉。每天定时吃三餐。

· 养成可预测的生活方式，控制不稳定的行为。作为有孩子的家长，这一点非常重要，因为可预见性可以建立信任感。在工作中，可预见性可以建立忠诚和合作。在人际关系中，它能建立人与人之间的亲密关系。

· 可预见性并不等同于无聊和没有创意。相反，你希望在以下方面是可以预测的：

　～你不会表现出愤怒和沮丧。

　～你不会当众批评别人。

　～你有责任心。

　～你会履行你的诺言。

　～你是可以信赖的，凡事会坚持到底。

　～你欢迎公开交流。

　～你的心扉总是敞开的。

　～你让别人有自己的空间。

- 既然你已经把自己塑造成了一个可以预测的人，这样你就可以鼓励其他人，特别是家庭成员，以你为榜样。
- 防范未来风险（例如，提供足够的保险、遵循健康预防措施、使你的汽车保持良好的工作状态）。
- 建立互相支持网络，在遇到困难时互相提供帮助。尽你的一份力量去帮助别人。
- 直面危机。随着形势的发展，跟你的家人和朋友谈谈生活中都发生了什么事情。不要孤立自己，也不要独自一人面对困难。

缺乏控制

当你觉得自己失去控制时，压力就会加剧。在动物实验中，控制权总是掌握在实验者手中，但在自然界里，动物在社会中的组织地位是很明确的。一只猴子队伍中的首领花费时间和精力来维持自己的地位，但亘古不变的是，仅有一只公猴将拥有这样的地位，而从属公猴将在群体中找到自己的位置并接受它。然而，在人类身上，情况是如此复杂，以至于动物模型往往显得无关紧要。神秘的收发室男孩梦想着升任首席执行官——与动物不同，我们有希望、会渴望、会自我激励并能制定战略。

那么，控制就是将我们的内在观念与周围发生的事情相匹配。如果你内心觉得一切都在掌控之中，那么你就掌控了一切。外部事件可能不会让你成为领导角色，但这与不失去控制权来应对压力的能力相比并不重要。想象一下，一百辆汽车陷入了严重的交通堵塞。如果能给每个司机都接上心率、血压、大脑活动和呼吸的监测器，那么监测器上就会有上百种不同的反应，每种反应都取决于对事件的内在感受。

在最消极的一端，压力最大的司机将出现以下一系列反应：

- 他们讨厌这种不方便。
- 他们详细讨论他们困在交通中的频率。
- 他们希望事情按自己的意愿发展，如果不按自己的意愿发展，挫折感就会爆发。
- 他们屈服于本能的愤怒。
- 他们责怪其他司机，觉得他们都是白痴。
- 他们对车上的其他乘客变得生气和易怒。
- 他们对迟到感到焦虑。

有这样的感觉是很正常的事情，但是 A 型性格的人更容易有这样的感觉。当情况超出你的控制范围时，你不必成为一个所谓的控制狂来承受压力。然而，如果你要求一切必须时刻在自己掌控之中的话，那么在处理那些不符合你期望的情况时，你将会处于不利地位。

控制型人格是很难相处的，因为他们经常认为自己的方式才是唯一的方式——事实上，这是控制型人格的一个特点。另一个特点是，他们总能在为自己辩解的同时找到责备他人的理由。他们在细节方面是完美主义者，对报告中单词的拼写错误和对项目的失败同样挑剔。他们的要求从来没有得到过满足，他们不情愿或根本不会给予他人表扬，他们期望别人按照他们为自己设定的价值观和标准去生活。（就像老板说的那样："我不会要求你做任何我自己不愿做的事。"）他们在情感层面表现为紧紧地蜷缩成一团，又极其焦虑，唯恐把自己的情感表现出来，因为他们觉得情感是脆弱和有缺陷的表现。

以上描述给我们提供了一个警告，即当你感觉到情况失控时，反应就不起作用了。在某种程度上，我们所有人都想把自己的意志强加给别人，对别人提出要求，坚持认为自己的方法才是唯一的方法，等等。然而从人的内心来看，其根本原因是人们感到焦虑和恐惧。为了减缓焦虑，重新获得控制就变得很有必要，首先要能够控制自己的内心，然后努力使外部环境远离混乱的边缘。

以下是一些需要考虑的步骤：

· 学会心无旁骛。这是一种随着冥想练习而自然发展的技能。但每个人都会不时地体验到心无旁骛的感觉——平静、安静、警觉、善于观察和脚踏实地。对许多人来说，这种感觉集中在他们的胸中。

· 学会认识自己还没有达到心无旁骛的状态。这种状态大家也很熟悉。它的特征是焦虑、急躁的想法、不确定感、外界情况引起的慌乱、剧烈沉重的心跳、短促沉重的呼吸、内心七上八下和肌肉变得紧张、紧绷。

· 培养自己的能力，无论自己在什么时候跳出了心无旁骛的状态，都能够随时恢复。这种能力是从前两点开始的——一旦你意识到自己并非心无旁骛，你就能够重新回到心无旁骛的状态。对此，有几个简单实用的技巧：

· 识别压力源。

- 远离充满压力的环境。
- 找个安静的地方独处。
- 闭上眼睛，将注意力放在心脏区域。
- 采用正念呼吸：深呼吸，规律呼吸，吸气数到 4，呼气数到 6。
- 如果你时间充裕，在你感到更平静和注意力更集中的时候再进行冥想。
- 继续上述步骤，直到你回到自己的舒适区。
- 不要急着回到紧张的环境中。给自己几个小时，或者最好是一天，让自己保持在一种无压力的状态。
- 如果你发现自己在工作中处于无法控制的境地，那就要立刻付诸行动，采取措施。很多公司已经逐渐意识到如果让员工自由选择，让他们做出自己的决定和承担更多的责任，他们就会把工作做得更好。你的工作不是强制性的，因为在这种工作中，上级控制着一切甚至是最小的细节，而且执行着严格的规则。试着争取更多的决策权来提供你自己的解决方案。如果这些要求被拒绝了，就要正视自己的处境，并做出相应的计划。
- 检查你自己的控制行为。诚实地照照镜子，让自己变得更容易接受、不再武断、不再挑剔和不再苛求。这些都是即将实现的严格自我控制的最显著特点。
- 注意学会放松，不要对自己要求太高。
- 在介入某件事并让事情服从你的意愿之前，要学会顺应形势。
- 找些好玩的方法。
- 努力让身边的人开心快乐。

重复

　　压力是慢慢累积起来的，它重复的次数越多，所造成的损害就越严重。如果没有几千根稻草的话，一根稻草是无法压倒骆驼的。这个教训是如此简单和不言而喻，以至于人们会认为这根本不需要反复学习。但是，让自己反复承受压力很可能是你不假思索就会做的事情。婚后的老夫老妻们会对同一件事情争论长达几年或几十年，直到把它变成了一种仪式。政客们通过撒谎和回避问题把我们折磨到血压升高，他们假装这些问题并没有出现过。父母对行为不端的孩子喊破了嗓子，但孩子们要么不理睬父母，要么暂时停止胡闹，不过也就片刻工夫他们就又会重新开始捣蛋。

　　自我施加的压力通常以重复为特点。我们已经提到过，它属于无视无用的行为或者"做更多本来就不起作用的事情"的范畴。同样，我们继续忍受着那些一开始就让我们感到压力很大的事情。这是症候群的消极一面：被丈夫弄得出丑一千次也只会叹气的妻子，无法阻止孩子们打架的母亲，在老板虐待下咬紧牙关的上班族，对被送进拘留所习以为常的捣乱学生。

　　这种综合征的消极一面是受伤害，让不好的事情重复发生，因为你觉得理所应当或是无法阻止它。这种综合征的积极一面是任性，固执地重复着同样自欺欺人的行为，因为你坚持让事情按照你希望的方式发展。在细胞层面上无论从哪个角度看，故事都是一样的。低水平的压力反应不断地重复出现。

　　现在我们已经知道那些没有效果的内容了，那有效果的又是什么呢？我们认为，而且在以前的书中也已经提到过：你需要评估你能修

复什么，你必须忍受什么，你应该远离什么。大多数人承受着反复的
压力，因为他们无法下定决心做出选择。他们在这三种选择之间摇摆
不定，有时候尝试着去解决问题，有时候却忍受着糟糕的情况（这也
是最常见的默认反应），只有在事情变得每况愈下时才会离开。家庭
虐待就是其中臭名昭著的例子，甚至当被虐待的配偶设法离开时，往
往也只是他们返回既往状态之前的一段可供喘息的短暂时光。然而，
即使没有这么极端，我们所有人都还是会因为优柔寡断而承受反复的
压力。这种不断重复的压力可能一开始是很小的，但持续的微小压力
会不断地日积月累，然后主要问题就不再是压力本身了，而是造成严
重后果的被不断压抑的愤怒、怨恨和挫折。

优柔寡断会让你犹豫不决，这和对痛苦的预期是一样的，正如我
们所提到的，这已经被证明和实际经历痛苦一样让人不堪忍受。另一
方面，果断又能让人恢复一切尽在掌控的感觉。没有人能保证结果一
定是完美的，但与其等待和期待，你还不如继续生活。当你面对不断
重复的巨大压力时，我们建议使用以下标准：

找到解决方法

第一个也是最好的选择就是寻求改进。有些重复的压力来自外
部，比如试图在嘈杂、混乱的办公室工作，或者在早上交通拥挤的情
况下去上班。但绝大多数的重复性压力是跟人有关的，而且其中的大
多数都跟人际关系有关。那么，如果一段感情发展到了不稳定的时
候，或者工作环境里那个你躲不开的人不断地给你施加压力，你该如
何改善这种关系和情况呢？

第1步：评估成功解决方案的可能性。关键所在是，问题另一端

的人是否愿意倾听，是否愿意改变，是否能够在不生气和抵触的情况下进行合理的谈判，是否能够相信他对你们达成的协议充满信心。

这要求很高，所以你也需要反过来问自己同样的问题。你要对自己的情绪和反应负责。责怪来自情绪层面，它总是会破坏任何谈判。内疚会引申出退让和屈服的态度，最终导致怨恨。你还应该评估下僵局的可扭转程度。如果你们已经到了无法沟通或者更糟的地步，双方已经互相封闭起来了，那就没有任何解决办法了。在面对任何其他选择之前，你需要做的是先行恢复某种程度上的沟通。

第 2 步：写下每种解决方案的优点和缺点。花点时间修改并添加到你的列表中。真正能有效解决问题的办法是需要深思熟虑才能找到的。尽可能做到理性客观。有个好的角度那就是假装不是你有问题，而是有问题的朋友在征求你的意见。此时你会怎样劝告你朋友呢？会告诉他那些看上去可行的解决方案的优点与缺点吗？当你列出你的清单时，检查一下，确保你在做出改变后能平等地分担责任。

第 3 步：提出你深思熟虑之后最重要的解决方案。不要把清单摆在桌面上，也不要提供多种可能性——这只会让人困惑。即使你有急需解决的个人问题，也不要让第一次接触变成一个吐槽大会。人总是会有把第一天出的问题一一列举出来的冲动。一定要抵制这种冲动。大多数时候，另一个人已经知道事情是存在问题的。然而，"我们需要谈谈"这句话仍然常常会让对方感到震惊。一般来说，第一次接触最好不要超过 15 分钟。你想要达到既定的目标，也就是你心中的解决方案，那么应该允许另一个人花时间去弄明白发生了什么。变革的策划者总是承担着主导谈判的责任，这意味着他要保持头脑冷静，尽可能公平地去对待他人的观点。最后，如果你是那个要启动修复程序的人，就要选择各种问题没有爆发的平静时刻。提出问题最糟糕的时候是你在争吵、批评、酗酒，或者感到自责和内疚的时候。

第 4 步：达成协议后，在要求对方做同样事情的同时，你自己也要跟进履行协议。谈判永远都不会成功，除非双方都觉得自己有所收获，而且感到安全和有保障，并找到了保持尊严的方法。双赢不只是个理想，它是唯一可以接受的结果，因为在单方面输赢的情况下，从长远来看输的一方总会表现得不尽如人意。记住，你只需要对解决方案中你自己那面负责。你不应该唠叨或提醒对方，或者监督他们是否遵守协议，或者在解决方案不起作用时责怪他们。倒退是每个人倾向于抵制变革的习惯行为。最好的策略是在达成解决方案后立即召开后续会议。这样你就消除了观看和等待对方是否遵守协议的紧张感。最后，如果解决方案不起作用，那么就要诚实地面对自己。与其放弃，不如重新谈判；这次问问对方他们最好的解决方案是什么。一旦两个人达到"我们尝试了我的方法，我们也尝试了你的方法——现在还能怎么办"的阶段，那就更容易达成妥协了。

忍受糟糕的局面

当问题恶化的时候，大多数的情况都会变得更糟，然而我们都会因为被动、惰性或对冲突的厌恶而忍受糟糕的局面。不好的情况是发生了冲突。对此保持沉默或否认只会把冲突变成隐形炸弹。我们往往等到问题已经爆发而且变成了公开的敌意，此时谈判就会变得更加困难。夫妻之间无法调和分歧的原因通常不是因为分歧太大，而是因为解决问题的最佳时间已经过去了。如果你今天觉得自己在人际关系或工作中承受着压力，那么你就已经过了寻找解决方案的最佳时机了。

但有时你最好的解决办法就是坚持到底。如果已经探索了找到解决方法的可能性，但是却没有成功，这时你需要重新坐下来，用铅笔和纸列出忍受这种情况的优缺点。通常有一些外部因素——沮丧的配偶可能不得不考虑孩子，不满的员工可能看不到做其他工作的可能性。没有人是完全自由和毫无牵挂的。你可能想在你的考虑过程中使用"对我好""对我们好""对我不好"和"对我们不好"等字眼。在情感上，大多数人把忍受压力问题看作是失败、受害或者殉难。这种感觉在现实中有一定的基础而且很难逃避，因为你确实还没有找到解决办法。

你必须把注意力集中在坚持下去的积极一面。配偶们找到了在不太幸福的环境中生活在一起的方法，其中关键因素是他们知道这是他们自己决定的，而不是他们违背自己意愿掉进的陷阱。在你的考虑过程中，你要尽可能地达到你对自己的决定感到满意的程度。致力于"对我好"和"对我们好"的原则需要有合理的解释，而不是借口。忍受糟糕的局面终归是对现状的妥协。然而，如果你的选择不坚定，你放弃的会让你感觉更糟。这就像给无家可归的人十美元和让别人从你身上偷十美元的区别一样。

最后，问问你自己，你是否采用了以下不好的理由来让自己留下来：

· 我没有其他选择。

· 我害怕离开。

· 我不能一个人照顾自己。

· 我很痛苦，但这不重要。

- 无论如何，我必须忠诚。

- 这都是我的错。

- 多给他点时间。

这些自欺欺人的反应源于恐惧和内疚。当你想起什么的时候，可以退后一步，然后理智地问自己："这难道是真的吗？"记住，你的目标是做出一个决定，在这种情况下，忍受一个糟糕的局面对你来说是积极的。

一走了之

第三种选择是毫不犹豫地决裂。就像决定忍受糟糕的情况一样，一走了之通常来得太晚了——当你已经到了应付的极限时，你就会变得情绪失控。我们不是在评判——一走了之的理由有很多，其中最好的那个是你决定为自己挺身而出。像往常一样，你所需要的是让你感觉良好的决定，而不是最后的手段或绝望的行动。

拿出你的铅笔和纸，列出一走了之的优点和缺点。添加第三列标题为"下一步会发生什么"是很有帮助的——放弃一段感情关系或辞职的后果是无法忽略不计的。破裂总是会造成创伤，深度创伤愈合所需要的时间总是比你预期的要长得多。一走了之的积极一面有时会产生一个蜜月期，在这段时间里，你会从紧张、不和、敌意和普遍的压力中解脱出来。然而同样的，蜜月期会导致情绪上的反弹，而且这种反弹往往伴随着沮丧、内疚和焦虑。

我们并不是在预言厄运——你只需要有心理上的现实预期即可。一走了之所带来的反弹因人而异。不幸的是，这似乎是人的天性，一走了之会产生自私的动机。如果婚姻破裂，通常带着复仇色彩的只顾自己就成了强烈的动机。尽量不要落入不惜一切代价进行自我保护的陷阱。这项选择充满了恐惧和不安全感。要知道你内心的真实想法，因为如果愤怒和报复是你的强烈动机，它们就会掩盖你需要治疗的伤痛。

星 期 三
抗 衰 老

今天的建议——只选一个

取

冥想。

加入一个社会支持小组。

加强与家人和亲密朋友之间的感情纽带。

服用多种维生素和矿物质补充剂（如果你已65岁或以上）。

保持休息和活动的平衡。

开发新的兴趣爱好。

进行一项具有挑战性的脑力活动。

舍

不要久坐——站起来，每天都要活动活动。

检查你的消极情绪。

修复对你意义重大的受伤关系。

注意饮食中的缺陷和不平衡。

解决有关老龄化和年龄歧视的负面刻板印象。

想想如何治愈对死亡的恐惧。

关于预防甚至扭转老龄化进程的好消息是，这是有可能实现的事情。一厢情愿的时代已经过去了。随着身体的衰老，医学界越来越了解我们所面对的问题，这在以前是不可想象的——事实上，衰老是一件相当神秘的事情。没有哪个单一过程叫作衰老。相反，衰老和生命本身一样是多维的。大多数人听到衰老是几乎不可能被定义的说法，都会感到惊讶。他们认为衰老的症状就是肌肉群萎缩、皱纹增加、视力减退等。但看到了感冒的症状并不等同于知道了真正的病因，而衰老的症状与病因的距离远甚于流鼻涕与感冒病毒的距离。

目前的研究主要集中在基因变化上，正如我们所看到的，基因活动会受到生活方式的强烈影响。

因为人的寿命更长了，所以说 50 岁以后你将进入第二段人生，这跟孩子们不同，他们前 20 年的时间都花在了成长为有完全行为能力的人上，一个 50 岁的人可以把丰富的知识、技能、经历带到现在所呈现的第二段人生。一句话，你今天的衰老或不衰老将把老年生活带入到要么不断上升，要么稳步下降的趋势当中。尽管人们受到基因和生物学的影响，但如何选择很大程度上还是取决于自己。

从目前的情况来看，变老的普遍经验不能归结为单一的原因或单一的结果。社会对老龄化和老年人的看法，可能和生物学上所描述的一样重要。格言"你觉得自己多少岁你就是多少岁"指出了第三个因素，即心理因素。综上所述，人们对老龄化的认识一直很混乱，导致了一系列适用于每个人的基本事实，如下：

· 以前，人们认为生物学上的衰老是从 30 岁左右开始的，在人的余生中，每年大约有 1% 的身体退化。现在我们意识到这一观点与衰老的症状有关。在细胞和表观遗传学水平上，功能受损的迹象确实开始得更早一些。

· 整个身心系统受到衰老过程的影响，其速度是不可预测的。

· 由于衰老过程各种各样，有些人在生理上比实际年龄小，有些人在生理上则比实际年龄大。

· 衰老最终导致系统之一（通常是呼吸系统）产生特定故障而死亡。死亡发生的时候，绝大多数人体细胞仍能正常工作，或者至少能维持人的生命。

· 对于每一个典型的衰老迹象，至少有一些人会随着年龄的增长，在记忆、肌肉力量和精神敏锐性等方面有所进步。这提出了一种可能性，即衰老不是一个必然的趋势。如果这种可能性是真的，那我们为什么要变老呢？

面对如此混乱的局面，医学无法使衰老符合疾病模型——尽管老年人比年轻人更容易生病，但衰老并不等于生病。几十年来人们一直追捧的物理学圣杯——万物理论，是宇宙中所有基本力量的统一解释。在医学上，没有任何关于衰老的可比理论。当你患感冒的时候，你会在一周的时间里表现出与几乎所有其他感冒患者一样的典型症状，但是衰老迹象需要几十年才能显现出来，而且没有两个 70 岁的人是完全相同甚至大体上相似的。你是独一无二的，而衰老凸显了你独特的品质。

在过去的 20 年里，当人们清楚地认识到衰老的过程是以 DNA 为中心时，抗衰老技术便有了飞跃性的发展。多亏了表观遗传学，现在我们知道，一生的经历不断地影响着基因活动，留下的标志或印记会持续很长时间。没有谁能确切地说一个特定的标记是否能持续数年、数十年或一生，但事实是不可否认的：我们的生活方式被遗传因素所影响。即使是同卵双胞胎，出生时有着相同的基因组，在他们70多岁时也会表现出基因活动差异，这与两个非双胞胎兄弟姐妹之间的差异是一样的；有时候与两个完全陌生的人之间的差异也是一样的。

抗衰老的最新突破是发现衰老过程从年轻时就开始了。2015年，在杜克大学的丹尼尔·W.贝尔斯基领导的一项研究中，研究人员把重点放在了生理年龄上（你的身体有多大年纪），而不是实际年龄（按日历计算你有多大）。传统上，人们主要研究老年人的衰老过程，他们已经表现出生活方式紊乱的迹象。与此相反，杜克大学的研究小组对954名年轻人进行了研究，追踪了他们在20～40岁三个不同时间点的衰老生物标志物："中年之前，那些衰老速度比较快的人身体能力也很差，表现为认知能力下降和大脑老化，自我报告健康状况恶化，而且看起来显得更老。"这一发现通过将整个问题推到疾病和虚弱的迹象出现之前几十年，帮助促进了抗衰老的理念。正如我们在本书中所论证的那样，一个漫长的过程导致了许多疾病的开始，而现在影响身体各个系统的衰老也加入了这个清单。

寻找最可靠的衰老生物标志物仍然存在争议——其可能性多种多样，从深层神经网络到T细胞和表观标记物不一而足。只有解决了这个问题，抗衰老性的测定才有可靠的精度。目前还没有衡量衰老的黄金标准。这并不奇怪，因为这个过程极其复杂，对每个人的影响也都不一样。然而，无论以任何标准来衡量，抗衰老的重任都会落在我们每个人身上，而不是依靠未来的灵丹妙药。

当你今天做出选择时，记住一件事。正如你的衰老方式是独特的，抗衰老的方法也将是独特的。你对衰老过程了解得越多，越能更好地个性化自己的抗衰老计划。根据最新的研究，以下是总体上影响衰老的最重要变量。

健康老去的十大变量

1. 与家人、朋友和邻居的友好关系。

2. 情绪弹性，从挫折和损失中恢复的能力。

3. 压力管理。

4. 抗炎，包括饮食和愤怒、敌意等"发炎"情绪。

5. 每晚睡个好觉。

6. 冥想、瑜伽以及正念呼吸。

7. 全天适度的体育活动来打破长时间的坐着不动。

8. 对衰老和时间流逝的积极态度。

9. 远离毒素，包括烟草和酒精。

10. 年轻的心态——好奇、开放，总是学习新事物。

这些变量大致按优先顺序排列，可以帮助我们了解人们如何健康地老去。然而，我们应该注意到一个先进的衰老理论：炎症影响着衰老过程的各个方面。尽管这一理论尚未得到证实，但考虑到诸多生活方式紊乱基本上都发生在老年人身上，同时又与低度慢性炎症有关，这一理论可能会成为未来的潮流。

与疗愈生活方式的诸多方面一样，等到你表现出明显的衰老症状的时候才想办法缓解，早就为时已晚。衰老是由一连串影响所包围的缓慢变化和渐进变化的典型例子。抗衰老也是渐进的，但它的策略很明确：最大限度地增加你身心每天接收到的积极信息，并尽量减少负面信息的输入。输入是个包罗万象的术语，但最好的研究指出了每个人都应该关注的领域，这就是我们的"取""舍"建议的意义所在。

"取"的一面

在"取"的清单上，我们只提供一个特定年龄的选择，即如果你已超过 65 岁，那就服用多种维生素和矿物质补充剂。其他的选择关系到你现在的利益和幸福，因为幸福的生活是建立在每天都开心的基础上的。关于老龄化时间最长的研究是哈佛大学的成人发展研究，到现在已经进行了 80 年了，该研究得出的结论在《哈佛公报》网站的标题中得以总结："好的基因是好的，但是快乐更好。"该研究始于 1938 年，目的是追踪 268 名哈佛大学二年级学生的一生（研究对象后来有所扩大和趋于多样化。2017 年，仅有 19 名最初的受试者还活着，但他们的 1300 名后代以及他们的妻子和更多的市中心志愿者正在接受研究）。

哈佛医学院的精神病学家——罗伯特·沃尔丁格教授现在是这项研究的负责人，他报告说："令人惊讶的是，我们的人际关系以及我们在人际关系中的快乐程度对我们的健康有着很大的影响。照顾好自己的身体很重要，但照顾好自己的人际关系也是一种自我照顾。我想，这就是启示。"这一发现与我们之前关于心脏病的观点相吻合。例如，在社会支持或者配偶表达爱意方面的回答，都能很好地预测哪些人会表现出心脏病症状，哪些人不会。在相反的极端情况下，引用沃尔丁格博士的话说就是："孤独是致命的，它和吸烟或酗酒一样破坏力强大。"

这些发现不是实验性的，也不仅仅局限于上层社会群体。正如《哈佛研究》上的文章所说："研究显示亲密关系，比金钱或名望更能让人收获快乐的一生。这些联系保护人们不受生活不满情绪的影响，有助于延缓精神和身体的衰退，比社会阶层、智商甚至基因更能预测人们长寿和幸福生活。这一发现在哈佛男性和市中心的参与者中得到了全面的证实。"

我们的"取"选择集中在这个关键的发现上面。你在人际关系中得到的社会支持越多，获得的快乐也就越多，这会持续影响你一生。在"旧"的老年时代里，一旦被贴上过时的标签，黄金岁月就变成了委婉的说法，指的是一旦过了65岁，你就会被困在摇椅上，而且对社会毫无用处。此外，人们希望退休后能开心快乐，还把这作为他们的主要人生目标，而不是享受当下的快乐。这种观念要求你在青壮年时尽量努力工作，把享受快乐推迟到退休之后；可以说，这是不必工作的好处之一。在"新"老年时代里，某些观念被不断改写，主要是在婴儿潮一代中，只要一个人的工作是有用的和令人满意的，那人们就没有退休的打算。为了达到这个目的，人们打算尽可能长时间地保持他们的健康状态，最好是直到生命最终的那场疾病为止。

"新时代"的老年人需要在社会支持和人际关系领域发展，因为对太多人来说，幸福仍然是个人工程。美国个人主义精神与日本这样的公社社会，或与如欧洲那样的社会福利政策国家，都是背道而驰的。在我们的"取"选择列表中，我们将冥想列为一种似乎是必须单独进行的活动。即便如此，也只有加入冥想小组的人才更有可能坚持练习下去。

衡量生活质量最有效的标准是你有多幸福，你的生活方式让你有多充实和满足。那些把职业生涯变成不停地赚钱，在经济方面追求安全感的人，往往缺乏维持幸福关系的基本技能。我们无法完全解决这个问题（因为这将占用我们十倍的空间），但乔普拉《终极幸福处方》一书提出了以下几点：

- 快乐很难预测。人们认为，当他们有了孩子、更多的钱、升职机会和其他外部因素时，他们会更快乐，但这些期望和实际的"更快乐"之间并没有必然联系。虽然拥有足够的金钱和安全感是快乐的重要组成部分，但除此之外，赚更多的钱并不能增加快乐，而且往往会产生相反的效果，即给人的生活增添了更多的压力。

- 因为它是如此不可预测，快乐问题应该在今天就得到解决，而不是推迟到明天。

- 我们每个人都有一个情绪设定值，就像身体的新陈代谢值一样，它主要决定着我们每天的情绪。在经历了一次不愉快的事件之后，不管是难堪的分手还是经济损失，我们通常会在六个月内回到我们的设定值。

- 即使考虑到设定值，目前心理学认为至少 40% ～ 50% 的快乐取决于人们所选择的生活方式。

- 在世界智慧传统中，人类快乐的善变本质是不能通过外在的追求来解决的。只有找到一种建立在内心平和与满足的心灵层次上，才能解决不快乐的问题——这与我们关于痛苦终结的章节观点是一致的。

"舍"的一面

"舍"的列表中提供的选项围绕着一个中心主题：摆脱困境。你必须像你的细胞一样，以超强的适应能力去面对生活。如果你在习惯、行为和态度方面都很僵化，那你的细胞在面对挑战时茁壮成长和保持强壮的能力就会逐渐下降。记住，身心是一个单一的过程，它由数百个子过程组成，每天 24 小时都在运行。任何经历都会得到足够的重视。握紧你的思想和握紧你的拳头是一样的——在某一时刻你会抽筋。

从今天开始，如果你不注意这些消极的态度，就会发现它们会随着年龄的增长而增长。这些消极态度包括以下内容：

"变老是很可怕的。从现在开始，一切都在走下坡路。"

"死亡的前景是可怕的。"

"最好的时光已经过去了。"

"过去比今天好太多了。"

"你只能为自己着想。"

"人们总是让你失望。"

"时间不多了。"

这些态度和信念不能以这样或那样的方式与现实相检验——它们不是出于事实原因，而是出于情感原因。关键是你选择如何去感受自己的生活和未来。如果你有讨厌和害怕变老的想法，那么随着时间的推移，衰老的消极一面就会变得越来越明显。每一个变老的新迹象，从长白头发到关节疼痛，都将成为你憎恨和恐惧生活催你渐渐老去的理由。有限的信仰体系是健康老去的主要障碍，无论在思想上、身体上还是精神上，坚持对今天和明天有所期待是非常重要的，人不能总是纠结于过去的事情。

因为每个信念都是人们创造出来的，所以它也可以被毁灭掉。本周四我们将致力于探讨核心信念以及如何去改变它们，但就目前来讲，"舍"的过程涉及几个谨慎的步骤：

· 从今天开始，与鼓舞人心、快乐的老年人为伍。
· 同时培养与年轻人的联系。
· 不要参与人们抱怨衰老的话题。
· 每一种关于衰老的消极信念都可以被有意识的积极信念所取代，具体如下：

- "变老是可怕的。从这里开始，一切都是下坡路。"

换成"我的生活是一条上升的弧线。最好的还在后头。"

- "死亡的前景是可怕的。"

换成"恐惧永远解决不了任何事情，包括死亡。"

- "最好的时光已经过去了。"

换成"如果我愿意，我可以创造一个更好的未来。"

- "过去比今天好太多了。"

换成"沉湎于过去会抵消今天和明天的希望。"

- "你只能为自己着想。"

换成"我一辈子都在照顾别人，他们也在照顾我。"

- "人们总是让你失望。"

换成"从根本上说，人们尽力而为了。"

—"时间不多了。"

换成"总是有足够的时间的。"

因为信念是出于情感原因而持有的，我们并不是说积极的信念总是正确的，只不过你的情感状态是最强大的动机所在。这是促使衰老的非常重要的部分。考虑到往后几十年的生活，对它持积极态度会产生巨大的影响。然而，积极的思考往往是很肤浅的，因此没有自我接纳那么重要。当你能够接纳自我的时候，哪怕是老年人最严重的不体面的表现（当然我们希望你能避免）也不会变成螺旋式下降。强烈的自我意识能抵御任何风雨。

端粒因素

既然人们已经接受了人会以不同方式变老这一事实，那么了解其中的原因就变得至关重要了。老龄化是一个如此全面的过程，以至于你可能会认为，关于我们为什么会以不同的方式变老的简单答案永远也不会出现。但在细胞水平上可能不是这样。细胞有自己的寿命，从每次细胞分裂时快速分裂和再次更新为特征的早期开始（分子生物学家伊丽莎白·布莱克本称之为繁茂生长的时期），到不再发生分裂、细胞在履行其基本功能时疲劳和不可靠的时期结束——这就是所谓的衰老期。

衰老的细胞会在几个方面开始崩溃。它会发出错误的化学信息，而且无法正确理解收到的信息。它的自愈能力开始下降并最终停止。促炎物质会开始通过细胞膜渗透到周围组织和血液中。当我们的细胞衰老时，我们可能也会随之衰老。

对这一理论最引人注目的支持来自对我们基因的研究，特别是对被称为端粒的 DNA 片段的研究。端粒像结束一句话的句号一样，覆盖在每个染色体的末端。端粒是"非编码"DNA，这意味着它们在构建细胞中没有特定的功能，但它们绝不是被动的。它们的功能似乎是保护细胞。每当细胞分裂时（这种分裂经常发生在身体的某个部位），它的端粒就会缩短。较长的端粒是生长旺盛的年轻细胞的典型特征，缩短或磨损的端粒是衰老细胞的典型特征。

这个课题的主要研究人员是我们已经简要提到过的分子生物学家伊丽莎白·布莱克本，她与约翰·霍普金斯大学的卡罗尔·格雷德和麻省总医院的杰克·绍斯塔克共同获得了 2009 年诺贝尔生理学或医学奖，因为他们发现了端粒酶，一种补充端粒的酶。现在，布莱克本是加州拉霍亚索尔克研究所的所长，她在 2017 年的著作《端粒效应》中讲述了细胞衰老和更新的方方面面，这本书是她和共事 15 年的亲密同事、健康心理学家埃莉萨·埃佩尔合著的。他们令人信服地将细胞中的端粒和端粒酶水平描述为我们迄今为止对神秘的、多种多样的衰老过程的最好标记。这也意味着通过提高端粒酶水平从而使端粒变得更长，一个健康的寿命就可以建立在几十年来不断自我更新的细胞上了。

布莱克本和埃佩尔在书中引用了一个惊人的精算预测。目前全世界大约有 30 万名百岁老人，而且这个数字还在迅速增长。据估计，活到 100 岁将变得如此普遍，以至于在英国出生的三分之一的孩子都能活到 100 岁——保护细胞的问题突然比以往任何时候都更加紧迫。我们强烈建议阅读布莱克本和埃佩尔的这本书，书中有丰

富的信息值得人们去了解。但最重要的是要了解是什么使你的端粒
处于高、低风险之中。

　　本书对所有相关研究的调查与我们在疗愈生活方式下所讨论的每
件事都吻合，如下所示。

- 端粒风险很低的原因：
  - 没有承受严重的压力。
  - 从未被诊断出有情绪障碍。
  - 享受良好的社会支持，包括提供良好建议的亲密知己、倾听你心声的朋友、能让你卸下包袱的朋友，以及饱含爱情和亲情的关系。
  - 每周至少适度或剧烈运动三次，次数再多一些会更好。
  - 每晚至少睡七个小时，保证睡眠质量。
  - 每周食用三次富含欧米伽－3的食物，同时避免食用加工肉类、含糖苏打水和一般加工食品。
  - 不接触香烟烟雾、除害药物和杀虫剂。
- 端粒风险很高的原因：
  - 在生活中承受着巨大的压力。
  - 有因焦虑或抑郁而接受药物治疗的历史。
  - 缺乏朋友和家人的支持。
  - 过一种完全久坐不动的生活，不进行有规律的运动，甚至像散步这样的轻度活动都没有过。
  - 长期失眠或每晚睡眠时间少于7小时。
  - 饮食中摄入高脂肪、加工食品和含糖苏打水，不注意摄入足

够的纤维和欧米伽 -3 脂肪酸。

- 经常接触香烟烟雾、除害药物、杀虫剂和其他化学毒素。

这些观点总结了布莱克本提出的经研究已证实的风险因素，与任何基于风险的项目一样，有些人比其他人更容易受到影响。巨大的压力是最彻底的损害因素之一——在一项研究中，照顾阿尔茨海默病患者的护理人员的端粒有所缩短，这意味着其寿命预期可能会缩短五至八年。布莱克本还列出了一些商业实验室，人们可以在这些实验室花钱来分析他们的端粒酶水平。

同样重要的是，已知的降低心脏病风险的生活方式选择，特别是迪恩·奥尼什设计的强化生活方式对端粒长度有积极的影响。奥尼什把这个项目扩展到了癌症领域，因此他还有了另一个令人印象深刻的发现。我们选择了一组低风险前列腺癌患者作为研究对象（低风险意味着他们的癌症处于早期阶段，发展缓慢。前列腺癌的发展可能需要几十年的时间，目前的建议是在积极治疗的风险和回报之间取得平衡，这与癌症得到立即治疗并通常采取积极治疗的时代有所不同）。

这些人接受了一种不同的心脏病治疗方案：他们吃低脂肪、高纤维的食物，每天步行 30 分钟，定期参加支持小组会议。压力管理也被包括在内，还包括冥想、轻度瑜伽伸展和呼吸训练。三个月后，这个项目的参与者端粒酶水平高于对照组，这意味着他们的细胞老化得更慢。压力似乎起了关键的作用，因为端粒酶增加最多的是那些报告显示未被前列腺癌所困扰的男性。奥尼什对其中一些人进行了五年的跟踪调查，那些坚持执行这项计划的人显示端粒增加了 10%，逆转了细胞衰老的正常预期。

如果压力水平决定了我们的细胞衰老的好坏，这应该在冥想研究中有所表现，而且事实也确实如此。布莱克本引用了在冥想静修领域所进行的两项长达三周和三个月的研究。在三个月的静修结束时，冥想者的端粒酶水平高于对照组。在三周的静修中，冥想者的白细胞端粒比对照组长，而对照组则没有变化。

这些影响需要多长时间才能显现出来，你对冥想的专注程度又有多高？目前还没有确切的答案，但最好的线索可能来自我们与布莱克本和其他主要研究人员在加利福尼亚州卡尔斯巴德的乔普拉中心进行的一项合作研究。健康状况良好的妇女被分为两组。一组人在没有其他干预措施的情况下享受了水疗假期。另一组参加了一个由乔普拉领导的项目，其中包括冥想和各种阿育吠陀疗法。到了周末的时候，每个人都报告说感觉好多了，这证明大多数人都可能处于交感神经过度激活的状态，因为仅仅一周的假期就能改善他们的幸福感。

同样，两组的基因表达（活性）都有所改善，包括触发炎症和应激反应的化学途径。冥想似乎对端粒和端粒保护基因也有影响。这些发生在冥想小组中有经验的冥想者身上。事实上，只花了一周时间就产生了显著结果，这开始成为一个重要的结论：你几乎在开始冥想的瞬间，就对你的细胞做了有益的事情，而且冥想活动需要有规律地坚持做下去。

端粒研究有力地验证了这本书所倡导的疗愈生活方式，这让我们深受鼓舞。它还强调了细胞在基因水平上直接受益于有意识的生活方式选择的观点。布莱克本以富有远见的"端粒宣言"结束了她的书，该宣言将优先保护我们的细胞，将其作为养育子女、社会关系、对抗收入不平等以及全球推广的一部分。就像所有的愿望一样，这一愿望取决于个人的决定，而一个人从《端粒效应》一书中走出来时，他会更加相信抗衰老是从保持细胞处于持续更新的状态开始的。如果没有新鲜的令人振奋的事情要做，那么对待自己的衰老持乐观的态度本身就很有价值。

星 期 四

站立，行走，休息，睡觉

今天的建议——只选一个

取

如果你长期依赖电脑工作或是在办公室上班，每小时站起来活动一下。

每工作一小时步行 5 分钟。

走楼梯而不是坐电梯。

当你购物或上班时，把车停在离停车场远一点的地方。

保持规律的睡眠。

将你的卧室营造成一个最佳的睡眠环境。

晚上步行 20 ～ 30 分钟。

独自一人安静地待上 10 分钟，最好是冥想，每天两次。

多花点时间和经常锻炼的朋友或家人在一起。

舍

用散步代替 10 分钟在沙发上看电视的时间。

改掉等到周末才补觉的习惯。

如果你要喝酒，那么选在晚上的早些时候——睡觉时血液中不要有酒精。

在上午的休息时间用散步代替喝咖啡和吃甜甜圈。

步行到一个你经常开车去的比较近的地方。

反省你为不运动找的借口。

睡眠不足困扰着许多人，但这个问题是无法单独解决的。今天的主题扩展到了包括对身心有益的休息和活动的完整周期。在这个社会里，我们创造了一种与控制整个系统的生物节律背道而驰的睡眠环境。如果你一整天都坐着，却没有进行任何有意义的锻炼，结果你会"累得睡不着觉"，因为睡眠和活动的节律已经被打乱了。研究表明，我们对休息和活动的需求实际上是相互关联的。为了使你的生物节律保持同步，必须具备以下四个要素。

站立：听起来很简单，人类的生理技能离不开重力。20世纪30年代的一项重要研究表明，大学生运动员在卧床两周后，恢复训练时发现他们失去了几个月的肌肉张力。每天只站几分钟就可以保持肌肉张力完整。这似乎也有助于手术后的恢复，这就是为什么不再建议患者在医院里经常卧床休息，而是鼓励他们在有能力的情况下站起来走动。

行走：虽然你越努力频繁地锻炼，受到的益处就越多，但运动的基础还是行走。研究表明，从医学角度讲，身体活动水平的最大差距出现在那些不运动的人和那些离开沙发站起来做些什么的人之间，无论所做的事情多么微不足道。如今在严重疾病和手术后的恢复过程中，散步已成为一种常规做法。

休息：在剧烈的体力活动之后，休息是补充肌肉和恢复身体内部平衡所必需的——大多数人都不难做到这一点，因为他们在繁重的工作或锻炼之后感到筋疲力尽。但直到最近人们才开始重视精神休息的必要性。如果你把精神上的休息等同于昏昏欲睡，那就是误解。那些练习冥想的人，也就是在做让大脑休息的事情的人，会表现出更加敏锐的警觉性。冥想不会使大脑迟钝或使大脑进入睡眠状态——事实上冥想会使大脑的活动增加（例如与创造力有关的阿尔法波），导致一种神经科学以前所不知道的状态：安静的警觉。

睡眠：研究人员仍然不知道为什么我们需要睡眠，但不可否认的是我们需要睡眠。最新的理论是，睡眠可以让大脑清除体内白天所积累的毒素。其中包括，在睡眠的最深阶段，能清除掉可能导致阿尔茨海默病的斑块。也正是在深度睡眠的时候，我们把一整天学到的东西以短期记忆的形式巩固成长期记忆。如果没有这些活动，我们的大脑（以及我们身体的其他部分）会受到睡眠不足和睡眠质量不佳的伤害。

让我们来深入地了解一下。当人们度过一个不眠之夜时，他们首先注意到的就是早上会感到疲倦和头昏眼花，有时一整天都是这样。这成为失眠症患者的一种慢性病，然而，即使有人说"我昨晚一点也没睡"，对夜梦的研究表明，事实上间歇性的睡眠确实会发生，尽管它们可能是断断续续的、浅显的。如果有人被迫整晚保持清醒，例如在睡眠临床实验室，就会出现更严重的缺陷，例如运动不协调和注意力不集中——这些都是造成交通事故的主要原因。化学物质失衡开始显现，特别是荷尔蒙的分泌失调，而荷尔蒙分泌是根据我们的昼夜（每日）节律来精确平衡的。睡眠不足会影响你的食欲，因为控制饥饿感和饱腹感的两种激素——瘦素和生长激素释放肽之间的平衡被打破了。

除了在睡眠实验室里，很少有人能够整个晚上都不睡觉，大脑对睡眠的需求是很难克服的。但长期缺乏睡眠会导致头痛、肌肉无力、震颤、幻觉和其他严重症状。然而，即使没有出现过这些剧烈的症状，也并不意味着你没有过睡眠不足。与低水平的慢性压力和炎症一样，睡眠不足所引发的问题会在漫长的生活过程中逐渐暴露出来。例如，失眠症患者患焦虑和抑郁的风险较高。了解了这一点，精神科医生就会提醒慢性抑郁症患者注意睡眠质量。这已经被证明是新一轮抑郁症即将开始的最早迹象之一；它也标志着一个足够早的阶段，在这个阶段有时只要纠正不规则的睡眠模式就可以避免抑郁症的发作。使用含可卡因的药物往往会影响睡眠，从而导致抑郁和焦虑，进而激起对更多药物的欲望，形成恶性循环。

在 2003 年发表于《行为睡眠医学》杂志上的一篇综述文章中，作者报道了广泛的心理影响："失眠一直预示着抑郁症、焦虑症、其他心理障碍、酗酒或酒精依赖症、药物滥用或药物依赖以及自杀的倾向，是这些疾病的风险因素。"这一发现有其较为温和的含义，因为任何一个躺着睡不着觉的人都非常清楚这一点。这篇综述文章接着指出，失眠与免疫反应下降有关，而这些数据对于失眠是否会导致心血管疾病还没有定论。睡眠研究往往规模较小，对失眠的定义也相当模糊，但经常服用安眠药会导致死亡（即寿命缩短），这听起来令人不安。圣地亚哥斯克里普斯健康中心 2012 年的一项研究表明，流行的处方安眠药会使早死的风险增加五倍。这项研究表明，无论对偶尔使用还是经常使用安眠药的人来说，死亡风险都会增加。

其中一个常见的疑点——炎症，似乎也进入了人们的视野。在2010年的一项研究中，受试者被要求在24小时或更长时间内保持清醒，结果他们都显示了炎症标记物（细胞因子）的增多。这一研究结果就其重要性而言还不足以被称为临床（需要药物治疗）结果，但值得注意的是，炎症标记物的增多也出现在仅仅睡了2～4小时就被唤醒的受试者身上。我们没有找到炎症标记物增加的可靠原因，但推测可能与"自主神经激活和代谢变化"有关，我们将其简化为交感神经过度激活。换句话说，交感神经系统受到了压力。

现代生活的压力和紧张使交感神经系统长期受到刺激。当你辗转反侧，无法入睡时，你可能会责怪自己脑海中闪过的想法，或是身体的紧张和紧绷，或是对睡眠反应的莫名抗拒。但这些不同的症状通常可以追溯到自主神经过度激活症。压力反应已经被不易察觉地激活了，一个影响就是保持警惕——这是应对外部威胁的一部分。在急性压力下，你会出现瞳孔扩张、心率迅速加快、肾上腺素激增等症状，这些都需要你采取行动，要么赶紧逃跑，要么奋力战斗。压力反应的低级别刺激并没有那么明显，但在任何程度上，应激反应都让人无法入睡。压力和失眠形成了一个恶性循环，如果你也因为自己失眠而感到压力过大，那么这种影响只会越来越严重。我们关于减压的建议将有助于打破压力与失眠之间的联系。

"取"的一面

婴儿和幼儿不费吹灰之力就睡着了，进行了一天的体育活动而感到疲倦也会使人自动入睡。但我们大多数人每天在体育活动中消耗的热量越来越少。研究表明，坐在电脑前一小时大约消耗 80 卡路里的热量。你可以每小时步行 4 次，每次步行 5 分钟，这样可以多消耗 8 ～ 10 卡路里的热量。从长远来看，这足以控制困扰人们随着年龄增长而体重增加的问题（一天工作 8 小时，每小时多消耗 10 卡路里的热量，如果能长期坚持下去，一年就可以抵消 20000 卡路里的热量，也就是大约减少 6 磅的体重）。站立办公桌越来越受欢迎，也拥有一些健康倡导者。然而，站着比坐着每小时只多消耗 2 卡路里的热量。

　　未来消耗更少热量的趋势可能会增加，这就消除了保证良好睡眠的最简单方法。因此，我们建议侧重在一些基本生活方式层面上进行改变，其中都是你可以采取的生活方式。你可能想知道，为什么我们没有列入政府的标准建议，即每周进行 3 ～ 5 次至少 30 分钟的中度到重度运动。答案是我们服从政府的建议。研究表明，美国人的运动量比过去略多，但锻炼的年龄段都属于 19 ～ 29 岁的年轻人，此后每十年都会稳步下降。

　　最不活跃的群体是老年人，这是需要改变的。老年人的健康和长寿随着活动的增加而增长，而放弃运动和整天坐着的人则会被疾病困扰且寿命缩短。健康状况良好的 70 岁以上老人，即使到了 90 岁，也会从温和的心血管锻炼和体重训练中受益。能够遵守政府建议的秘诀是尽早养成运动习惯。有规律地做一些简单的事情，比如站立和行走，会让你在年老时更有可能保持这个习惯。对于精神层面，冥想是最值得推荐的活动，因为你可以体验到平静的警觉状态。正如我们上面所指出的，这是一种既不沉睡也不迟钝的觉知状态。在平静的警觉状态下，头脑是完全清醒的，但没有受到任何刺激。把这种状态变成熟悉的习惯，会使每个年龄组的每个人都从中受益。

你的睡眠环境：这里有一张把你的卧室营造成一个理想睡眠场所的清单。

获得最佳睡眠的 12 个步骤

1. 使用遮光帘或戴上睡眠面罩，使房间尽可能黑暗。

2. 使房间尽可能安静。

3. 如果你和打鼾的人同床共枕，戴上耳塞。

4. 避免在床上工作。

5. 不要在床上发短信。

6. 把你的房间安排在凉快一点的地方。

7. 睡前至少一小时不要看电视。

8. 把电视放在另一个房间里。

9. 尽可能利用颜色和香味使房间让人感觉舒服——这应该是你家里让你感到放松的空间。

10. 买一个有足够背部支撑的舒适床垫——对大多数人来说越硬越好。

11. 使用防过敏枕头。

12. 经常清洗床上用品以清除灰尘。

第一个必要条件是房间里必须完全黑暗，最好是漆黑的卧室。这是有生理原因的。松果体深埋在大脑深处，对正常的深度睡眠至关重要，因为它对光非常敏感。当你睡觉时，大脑活动会出现波动，在 7～8 小时之后，会一波接一波地向清醒方向上升，直到最后一波把你从睡梦中唤醒，你才意识到自己是清醒的。但是如果你的卧室被早晨的阳光照亮，你就会因为很浅的波动而过早醒来。这种干扰很容易克服——你把头埋在枕头里然后接着睡就可以了。但是因为你没有得到 7 ～ 8 小时的连续睡眠，一旦你完全清醒，通常会感到脑袋昏昏沉沉的（如果你是一个经常旅行的人，你可能会注意到你在酒店的房间里睡得有多好。那是因为它们有遮光窗帘，使房间比普通卧室暗得多）。

屏蔽外来噪声很重要，原因有二：一是它能让你无法入睡，二是它能让你过早醒来（在其中一个浅波上）。除了改善你的睡眠环境之外，另一个建议是每天晚上服用低剂量的阿司匹林——这对所有成年人来说都是一种预防心脏病发作甚至罹患某些癌症的方法。正如我们前面提到的，白天不被注意到的轻微疼痛在你上床后会变得剧烈。服用阿司匹林有助于消除这种经常被忽视的导致失眠的因素。

"舍"的一面

如果不服从是我们"做"清单上的障碍，那么惰性是"不做"方面的敌人。习惯的形成就是自我强化的过程。例如，如果你跳过了一天的锻炼，那么很容易第二天也不会锻炼。然而，每跳过一天，你就失去了一天的锻炼好处，因此锻炼的频次会稳步下降（顺便说一下，这种模式适用于年纪大仍然性生活良好的人。最可能拥有良好性生活的人是那些没有停止过性生活的人。过性生活的习惯能自我强化，不过性生活的习惯也能自我弱化）。

我们相信，如果有人养成了像每天跑步的习惯，那么就几乎不存在惰性这一说法了——对于每一百个养成这种习惯的人来说，很少有人会终生保持这种习惯。当你停止跑步的那一天到来时，跟一个不跑步也从来没有跑过步的人相比，体能会急剧下降。然而，每天早晨刷牙的例子反映了养成非常简单、要求不高的习惯是多么容易。

在你的一生中，如果遵循每天站立、行走、休息和睡眠的模式，这样的生活对你保持最佳健康状态大有裨益。我们的"舍"温和地提醒你避免慢慢地朝着惰性的趋势前进。

人们为了减肥而锻炼身体，但最终放弃锻炼的原因是它没有起到减肥的作用。他们不仅没有减肥，而且因为运动是体力活动，就新陈代谢而言，饥饿感会促使体重增加（在有规律的剧烈运动中，比如马拉松训练，运动员的体重会增加，因为训练方案会用肌肉代替脂肪，而肌肉比脂肪重。当然，马拉松运动员较重的身体可能比同样体重的"沙发马铃薯"更吸引人）。

长期以来，人们对减肥不成功的抱怨一直没有得到重视，直到遗传学研究发现，有些人在运动中有加快新陈代谢的生理倾向，这会燃烧卡路里，而另一些人则没有这样的倾向。正如系统方法所预测的那样，基因并不能说明一切。你吃什么和怎么吃也会影响新陈代谢，你的压力水平和控制饥饿感、饱腹感的荷尔蒙也会影响新陈代谢。疑云再次来袭。

撇开体重不谈，尽管这是激励人们锻炼的最大原因之一，除了看起来更有吸引力之外，进行体育锻炼也有不同的效果。一个极端是有些人达到了马拉松运动员的高度；另一个极端是有些人在跑步时只会觉得非常累。对一些人来说，剧烈运动与擅长运动有着密切的联系，这是一种积极的强化。但是如果你讨厌体育课，而且也从来没有参加过体育运动，那就不存在积极的强化了。

结果是，你的选择取决于你是否喜欢活跃。尽管政府关于定期锻炼的指导方针承诺能带来好处，但这个世界上并不存在适合所有人的锻炼计划。我们关心的是如何跨越完全久坐和积极生活的鸿沟。我们给出的解决方案是站立、行走、休息和睡眠。如果你能超越这个阶段，那你将会更有力量。但有件重要的事情需要引起注意，站立、行走、休息和睡觉并不意味着你就是个懒散的人。相反，这是一个你可以保持终身健康的标准，即使获胜的高中四分卫和他的啤酒酒友们都已经长出了啤酒肚。

星 期 五

核 心 信 念

今天的建议——只选一个

取

写下五个核心信念并评估你为什么相信它们。

将核心信念付诸行动。

读一首诗、一段经文或一段宗教章节来获得灵感。

和家人一起讨论每个人的核心信念。

以你最喜欢的榜样为例，列出他们的核心信念。

舍

审视你的消极信念，因为它们与恐惧和不信任有关。

与持有完全不同价值观的人展开交流。

如果你被困于一种消极的信念，那就做一个唱反调的人去反驳它。

不再参与彼此对立的思考。

今天讨论的是你内心深处的信念，那些你一直认同的信念。它们可以有治疗价值，也可以起到相反作用，因为信念会转化为思想、言语和行动，而身心会对此有所反应。每个人都坚持自己的信仰，并且在某种程度上，我们在情感上依附于它们。但并非所有的信念都是平等的。有些只是些许想法，人们不用费太大劲就能采纳或放弃。其他的信仰是我们成长过程中吸收的二手态度，通常来自儿童时期我们父母的信仰体系（如对宗教的选择）。研究发现，首次投票的选民，70% 的人会和他们的父母一样投同一个政党。从那以后，他们会变得更倾向于坚持自己的选择。

这类信念充其量只是疗愈生活方式的附带品而已，在更深层次上，你的健康和幸福会受到"核心信念"的强烈影响。核心信念会在一些关键问题上影响你的看法，比如：

- 生活公平吗？
- 宇宙中有更强大的力量吗？
- 善能战胜恶吗？
- 我应该做最好的打算还是做最坏的准备？
- 我的态度应该放松还是保持警惕？
- 我安全吗？
- 我是被别人爱着、关心着、支持着，还是凡事只能依靠自己？
- 我足够好足够聪明吗？

你的生活过得怎么样取决于你对这些问题的回答。在现代社会，回答这些问题的责任在于个人。无论你是否有意识地走上了精神道路，一生都在寻找和发现更高深问题的答案。相比之下，在信仰的时代，宗教提供了固定而权威的答案。这里我们关心的不是核心信念的哲学层面，而是它们如何影响身心。例如，如果你在这个世界上没有安全感，那么你的生活在心理上就会与那些有安全感的人有很大不同，而且取决于你所感受到的威胁有多大，你还可能会承受更多的压力。

我们已经讨论过婴儿的世界观可能是由基因在表观遗传水平上决定的，如果婴儿程序化的世界观是痛苦的和令人沮丧的，那么这将让人心生不安。然而几乎可以肯定的是，一个熟悉的术语——原因疑云，正在起作用。我们在各种影响的迷雾中形成了自己的核心信念，而对无数人来说，迷雾是永远也不会消散的。请回答第一个问题："生活公平吗？"并比较两个人是如何在假设中得出相反答案的。

路人甲不止一次听人说生活是不公平的，于是他就接受了这个事实。看看自己周边，他看到好人受到了伤害，坏人却过得风生水起，而且从来也没受到过惩罚。他回想自己的经历，很多时候都会有不公平的结果——曾经爱过的女孩却离他而去；错过升职的机会；因为有人在最后一刻退出而交易失败。新闻中充斥着悬而未决的罪案和陪审团做出的让罪犯逍遥法外的不公平裁决。仅仅看一看世界上有这么多严重的不平等，谁还能说生活中有丁点儿公平呢？

路人乙的生活并不算幸福，但她也没有遭遇过什么大的挫折，从这个角度看，生活是非常公平的，丰富而又慷慨——她从小就集宠爱于一身，嫁给了自己所爱的人，做出了正确的人生选择，他们的孩子很健康也很快乐。乙知道世界上有丑陋和不公平，但她的天主教信仰告诉她，只有上帝才是审判者，而且上帝总是以神秘的方式行事。我们应该接受上帝创造了一个仁慈的宇宙，宇宙里的人类可以洗净罪恶得到救赎。这种总体性观点远远大于人类所陷入的弱点和坏处。

由于各种各样的原因，甲和乙持有不同的信念，并且没有数学公式来衡量哪一种信念影响更大，因为随着时间的推移，原因疑云会发生变化。我们无法判断甲或乙是否真的正确，因为核心信念永远不会是放之四海而皆准的真理。正如我们前面所提到的，信念是关于你个人的现实。然而，总有一些核心信念是支持健康和幸福的，也有一些是不支持的。以下是相关因素。

信念即为疗愈，如果这种信念……

它对变化是灵活的、宽容的和开放的。

它能提升幸福。

它是有爱的和善良的。

你从中获得了自尊。

它不会给你或其他人带来压力。

你不会让它激起愤怒、恐惧和精神上的不安。

它可以帮助你与家人、朋友和社区建立联系。

它鼓励乐观的人生。

正如你所看到的，我们正在使用一个广义的疗愈定义，这是由全系统方法来证明的。对许多人来说，有一种模糊的感觉，即积极比消极要好，但我们并不提倡积极的思维——我们提倡的是自我的疗愈态度。导致炎症或压力反应的核心信念，就像是输入到身体信息高速公路上的错误信息。从细胞的角度来看，手被割伤引起的炎症和被晚间新闻上的政治信息激怒所引起的炎症之间的区别是最小的，因为细胞都必须与血液中的促炎症标记物相抗争。

前面，我们讲述了诺曼·库辛斯从一种可能致命的疾病中康复的惊人过程。当他成为身心联系的积极参与者之后，库辛斯总是喜欢讲一个故事，这个故事显示了身心联系信念所具有的力量。1983 年，他在《洛杉矶时报》上看到这个故事，讲的是当地一所高中在足球比赛过程中突发疫情。比赛中有 4 人出现食物中毒症状，现场有医生给他们诊疗。原来这四个人都是从饮水机里喝的可口可乐，就是那种把可口可乐糖浆和苏打水混合在一起的饮水机。

医生不知道污染是来自水还是糖浆，由于还涉及铜管，所以也有可能是硫酸铜中毒。学校发布公告禁止人们喝可乐，结果没过几分钟就有 191 人因病住院，又有几百人开始呕吐或晕倒，许多人赶回家联系他们的家庭医生。正如库辛斯所说："假如我们只是对这个问题稍作思考，就能得出这样的结论，即空气中的声音可以转化为具体的身体不适。这些症状不是假装的，它们是真实的，任何看到这些呕吐者的人都可以作证。"

同样的隐形诱因也可能来自我们内心，创造出一条从信念到炎症、压力或实际疾病症状的途径。没有人愿意食物中毒，为什么我们要容忍自己对身心造成的伤害呢？其中一个因素就是心理学家所说的次要利益。这是一种抵消疼痛的心理机制，就像孩子接种疫苗后得到的棒棒糖。另一个因素是遣散费，这是为了减轻员工被解雇的打击而付出的一笔费用。乍一看，次要利益似乎是一种应对痛苦和不幸的有用机制，但一旦被滥用，它就会变成像否定一样的自欺欺人的策略。

当消极状态持续足够长的时间，我们会不顾一切地寻找应对的方法，慢性焦虑就是一个很好的例子。最近人们发现焦虑问题在年轻人中变得十分严重，甚至涉及前所未有的年龄阶段。现实生活中，人们最早在四岁时会出现慢性焦虑的症状，现在我们都知道，成人的每一次严重的精神障碍都与童年时期的焦虑有关。

令人不安的是，童年时期的焦虑隐藏了很长时间，即使是专业治疗师也这么认为，因为孩子们很善于找到方法来掩饰它，甚至骗过了自己。他们隐藏或压抑自己的感觉；用玩耍和诸如看电视之类分散注意力的活动来弥补，比如用尿床之类的其他消极行为来转移他们对恐惧的注意力；或者只是知道妈妈和爸爸不想听到这些。焦虑是无法忍受的日常经历，所以头脑必须找到一个出口，不管这种出口是多么地没有效果。

这些都是我们养成习惯的无意识行为。考虑下自欺欺人的习惯吧，比如憎恨对立的政党，或者把你讨厌的邻居变成敌人。为什么你会抱着这种消极的态度呢？甚至你都已经知道它是不健康的了。究其原因，是你一次又一次盲目地强化你的反应，而不是权衡它对你的影响。坚持那种助长你消极情绪的信念，只会加剧你的反应——让我们用愤怒作为回应吧。人们陷入愤怒、敌对、暴怒行为的原因与核心信念有着直接的联系。

那些让你暴怒的信念

我有权利做任何我喜欢做的事。

"他们"是真令我生气的坏人。

生气是一种健康的发泄方式。

我无法控制我自己——我的情绪失控了。

正义的愤怒是道德的。

人性本来就是很可怕的。

谁惹我生气谁负责，该负责的人不是我。

我生气的时候不会伤害任何人。

愤怒是得到我想要的东西和显示谁是老大的有效方法。

这些信仰中的每一条都是在进行自我辩护。每一种信念都会自我强化，你坚持的时间越长，这种信念就越根深蒂固。根深蒂固的信念让人觉得"像我——这就是我的本来面目"。但事实上，你是在逃避自己，愤怒正在伤害你。愤怒的发作既会带来压力又会引发炎症。但要想看清现实，就需要有自我意识。大多数人用愤怒作为武器，意图攻击他人、表现出自卫行为、表达压抑的沮丧情绪，或通过恐吓获得自己想要的东西（少数人，主要是霸凌者，只是喜欢生气的感觉）。这些次要利益感觉如此重要（或者随着时间的推移，其影响变得如此巨大），以至于所造成的真正伤害被忽略了。

当然，并不是每个人都有愤怒管理方面的持续性问题，但我们都倾向于让自己的不良行为正常化。例如，在一个家庭中，如果孩子们目睹了他们的父亲虐待母亲，无论是身体上的还是精神上的，那么这种异常的行为都将成为他们的正常版本。即使来自有暴力家庭的孩子讨厌这种行为，长大后要放弃这种行为，但是他们自己变得具有虐待倾向的风险也远高于平均水平。因为在一个不避讳虐待行为的家庭里长大，虐待对他们产生了巨大的影响。在他们的脑海里有个困惑的印记："爸爸打妈妈"和"爸爸爱妈妈"的意思没有太大的区别。当这两种印记都成了童年认知的一部分时，这两种印记之间的矛盾就很难解决了。

今天我们要求你有所选择，将这些旧的无意识的印记摆在明面上，以便能够检查和治愈它们。

"取"的一面

我们"取"的建议围绕着让核心信念公之于众并加以检验的原则。你的信念盘根错节，只有你才能解开它们。一些已经形成的影响是普遍存在的，如家庭态度、教养方式、宗教信仰、同辈群体态度以及学校里发生的一切等。但是外在的东西无法解释为什么对一个人有影响的经历会深深地影响到另一个人。我们不是要你对自己进行心理分析，更不是要你对自己是否是坏的、错的、低人一等的做出判断。我们的目标只是将核心信念公之于众，让你在生活中有更多选择的自由。自我意识是一种疗愈的力量。它并不总是带来即刻的疗愈，但它会带你走上疗愈之旅。

一旦你开始明白为什么你会持有某些消极的信念，你就可以重新培养你的身心。随着时间的推移，过去的印记就不会再对你的思维、感觉和行为产生强烈的影响了。重新培养的步骤并不神秘，一切都在你的掌控之中。每当你感觉到某种想法使你有紧张、愤怒、内疚或羞愧的感觉时，请遵循以下步骤：

1. 认清消极的想法，并加以审视。

2. 对消极的想法说："我不再需要你了，你可以走了。"

3. 如果这个想法让你想起过去的坏事，对自己说："我不再是那个人了。"

4. 有时消极的想法是如此地顽固，以至于它不会立即消失。多重复几次刚才提到的肯定信念。躺下，做几次深呼吸，然后集中注意力（在工作场合的话，尽量找一个安静的地方，让自己变得心无旁骛）。

5. 保持呼吸，让你的注意力去任何它想去的地方，不要人为加以阻止。当你这样做的时候，一定要自我放松。一直做下去，直到你感到紧张或不适开始消退。

6. 为了对抗消极思想的实际内容，用一些既现实又乐观的东西（两者都需要存在）来代替它。

例如，如果你的想法是"我很无助""我永远也熬不过去"，那么你的根本信念就应该是应付压力挑战时所遭受的牺牲和绝望。为了重新培养自己，写下所有你能想到的对应方法。

在这种情况下，现实的、乐观的想法可能包括以下内容：

· 我不是很无助。如果我努力尝试，总会有办法的。
· 我以前经历过更严重的危机。
· 无助只是一种感觉，不是判断情况的可靠方法。
· 我不必一个人做这件事，我可以寻求帮助、建议、指导等。
· 我想自己站起来，我欢迎这个成长的机会。

如果想要发生真正的、持久的变化，这种再培养绝对是非常关键的。核心信念就像冰山，只露出水面的一角。事实上，这就是"核心"这个词的意义所在。当你遇到一个坚持自欺欺人行为的人时，你的内心深处就会产生这种行为，就像一块不断发出相同信号的微芯片一样。布鲁斯·斯普林斯汀在他备受推崇的回忆录《为跑而生》中，以不同寻常的坦率讲述了他成为摇滚明星的动力来源。在他成长过程中，他的父亲酗酒成性，为人冷漠，从来都不鼓励或者支持自己的儿子。斯普林斯汀说，他对父亲的主要记忆是，父亲坐在黑暗的厨房里喝酒，从不说话。斯普林斯汀相信他父亲在自己整个成长过程中所说的话几乎没超过一千个字。

这个强大的印记有着深远的影响，但它们不能被贴上消极标签。经典摇滚歌曲《为跑而生》成为斯普林斯汀的标志性热门歌曲，揭示了他的生活动力，他要逃离一个情感上有缺陷的父亲，去寻找自己真实的自我，去发挥自己的才能，最重要的是坚持跑步。斯普林斯汀的祖母给他带来了强大的爱的力量，使他的情感更加丰富多彩。他的祖母失去了一个女儿——年少时在街上被车撞死了，她的悲伤并没有随时间的流逝而消散，斯普林斯汀的出现，为她所有的母爱找到了一个强烈的倾注焦点。

斯普林斯汀的父母太穷了，他们两人都必须外出工作，不然就无法抚养他们的孩子，照顾他的任务就交给了他的祖母。结果，他成为被她汹涌的爱包围着的小王子（或暴君）。斯普林斯汀带着复杂的感情回顾那些年，他知道祖母的爱填补了他心中的一个洞，但也看到了其中难以释怀的和不现实的一面。心理不会按一方压倒另一方的比例来平衡积极和消极影响。那些影响是以一种难以定义或把握的无定形方式发展的。

对斯普林斯汀来说，逃避的冲动势不可挡，最后还是音乐拯救了他。但是，如果我们回头看一下哈佛大学关于老龄化的研究，我们会发现金钱和名望并不能取代亲密的爱情关系。斯普林斯汀发现自己无法维持亲密关系，而总是想方设法地要把女朋友赶走。他以相当深刻的洞察力识别到了自己的潜在动力。他有一个核心信念，认为自己不讨人喜欢。因此，当有人靠他太近时，他就大发雷霆，以惩罚那个爱他的人。

陷入这种心理上的纠结之后，斯普林斯汀发现自己陷入了双重困境：能治愈他的爱，却也正是他最害怕和最拒绝的东西。后来，他接受了强化心理治疗，很幸运地娶了一个他所说的"鞭打我使我成材"的女人。换言之，她足够爱他并拒绝被他赶走。你需要真正的勇气来改变"自己是不可爱的"这样一个核心信念。通常所涉及的是一种已形成的经历，本该爱你的人，也就是你的父母，同时也是伤害你最深的人。斯普林斯汀本质上是一个被遗弃的孩子，尽管他祖母的爱可以在一定程度上弥补这一点。不幸的是，补偿不等于疗愈。如今，65岁的斯普林斯汀仍然需要艺术表现和自我保护，他已经走上了自我意识的道路，但他早期所遭受的深度情感虐待是以严重的抑郁症发作为代价的。

那么，除了它出自一位非常著名的公众名流之外，我们还能从这个故事中学到点什么呢？对我们来说，这个故事强化了我们一直在讨论的关于疗愈是如何起作用的观点。你越早面对过去的创伤越好。逃跑和伪装只能在短期内奏效，从长远来看它会演变成障碍。然而，只要有足够的自我意识，从你想要疗愈并且认为值得疗愈的信念开始，疗愈总有一天会实现的。

"舍"的一面

当涉及核心信念的时候，取和舍是融合在一起的。没有人能逃脱他们深信不疑的信念的控制，当你寻求疗愈时，只有把旧的印记完全抹去，新的信念才能真正深入人心。要开始这个过程，你需要从困境中解脱出来，这也是我们"舍"所选择的重点。有害的信念不是一维的。它们会对你的细胞，甚至是你的表观基因组产生影响；对你的压力和炎症水平有重要意义；支配着你的反射反应；最后它们无形地编织进你的情绪、情感，甚至你的人生观。

在这个领域里，你需要全身心地投入到内心的转变中去。正念技巧和冥想会通过提供更多的超然和自我意识来扫清障碍。你开始认同一种不存在愤怒、恐惧、压力、激动的感觉和不断的冲突的心态。在体验了没有这些情绪的状态之后，你自然会开始质疑另一种状态。在这种状态下，无数人陷入了困境，即愤怒、恐惧、压力、激动的感觉和不断的冲突中，而它们只是一个假设而已。开启更高的意识状态需要人们终其一生不停地求索，而核心信念只是其中的一方面。但它们是一个非常有用的例子，可以用来说明被吸引到好的事物上和被推离开坏的事物是如何相对应的。

我们要求你消除的是僵化、封闭的思维、无意识的习惯、陈旧的信念、给自己和他人带来压力的态度，以及非此即彼的思维方式。这些事情只有通过扩展自我意识才能得以完成。

坦率地说，自我意识有对其持怀疑和批评态度的人。人们普遍认同"无知者无畏"，尽管有无数个理由说明这是不正确的。惰性使我们故步自封、原地不动；害怕看到我们行为的阴暗面会导致一种否认的态度。随着这些防御措施全面展开，人们就很容易相信，我们对自己的问题越警觉就越会导致更多的伤害。毫无疑问，如果疗愈只是为了挖掘过去的痛苦，那么就很少有人会去做这种努力。但整体情况却不像看上去的那样。一旦你开始有意识地去认识某种有害的信念，那么它所带来的痛苦就会与最初的痛苦不一样了——这一次你可以反思它并有意识地把它解决掉。那些控制着你的痛苦远比那些你能控制的痛苦要严重得多。另一方面，平静、无痛苦、自我接纳的体验是令人愉悦的，会激励你在疗愈的道路上继续走下去。

相信我们所经历的一切是有无限可能的，同时也相信，一个单一的因素将所有消极的核心信念捆绑在一起对自己是不利的。自我判断是如此痛苦，人们几乎会做任何事情来逃避它所引起的罪恶感和羞耻感。当布鲁斯·斯普林斯汀在内心深处发现他在惩罚那些敢于爱他的女人时，他做出了一种最痛苦的自我判断。自我判断不是关于你如何行动、思考、感觉或采取行动的。这关系到你相信自己是谁，即你的真正身份。

你对自己的看法既有积极的影响，也有消极的影响。如果你内心深处相信"我必须不惜一切代价取得成功"，你就会获得强烈的动力，这是积极的。但是，如果你相信成功涉及无情的、自私的和有害的行为，那么你的动机就会因为你是那种除了无情、自私和伤害之外别无选择的人而遭到破坏。这就是在让你的信仰控制你。"我是为了成功而来的，我不需要任何人来爱我"是始于面对你是否可爱这个问题的一种防御，其他形式的自我判断通常也会涉及其中，比如"我必须照顾好自己，因为没有人愿意来照顾我"和"我不想让任何人看到我是多么的软弱，所以我总是保持着防御状态"。

爱是每个人自然而然想要给予和接受的东西，直到自我判断违背了这种渴望。但它并不是孤立的。有四种核心信念可以疗愈自我判断：

- 我很可爱。
- 我是有价值的。
- 我是值得信任的、安全的和可靠的。
- 我很知足。

你已经在爱、自我价值、安全感和满足感这四个方面拥有了核心信念。对大多数人来说，困惑和妥协阻碍了原本应该存在的纯粹感情。有了自我意识，你可以通过找到一种可以直接体验爱、自我价值、安全感和满足感的心灵层次，不受任何怀疑的影响，从而达到明晰的境界。例如，当你在冥想之后的平静状态中时，自我判断就消失了。同样的道理也适用于你早上刚醒来的时候，或是晚上临睡前的时候。在所有这些情况下，你的自我人格，以及那些所有强化"我，我和我自己的"信念，都已经退缩了，但你的觉知却没有。你正以一种稳定的状态在体验觉醒。我们将在周日这一天展开这个状态，这一天是专门用来讲述进化论的。现在，我们只想让你意识到，摆脱自我判断并不一定是一种考验，清醒状态是最容易进入和最自然的状态。

当你照镜子的时候，可以看一看你在被爱和可爱、感觉有价值、感觉安全和体验内心满足方面是什么状态。很多人私下里会承认自己在这些领域存在不足，但他们不知道该怎么办。首先，要意识到没有人天生就有核心信仰。信仰会随着生活的发展，爱、自我价值、安全感和满足感等问题不断地演变。社会几乎没有提供可靠的指导，所以核心信仰是在面对情感的私人自我和提供愿景、意义和目标的更高自我的层面上决定的。情绪总是来来回回这样那样地控制我们，更高的自我总是把我们带回到真正的中心来。

因此，疗愈的核心策略就在于更高的自我。高意味着很多事情，但并不是遥不可及的事情。我们很快将进一步讨论这个问题。在这里我们只想说，找到爱、自我价值、安全感和满足感是一个过程。如果你进入这个过程，你会在自己的内心发现这些东西。它们不是挣扎和紧张的问题。你的更高自我想要给你内心的渴望。记住这一点，疗愈你的核心信念是一个与你自己的真实本性相联系的问题。还有什么能比这更鼓舞人心的呢？

星 期 六

顺 其 自 然

今天的建议——只选一个

取

对这个世界宽容以待。

以平常心对待各种状况。

举止优雅。

勇于分担责任。

鼓励随遇而安。

舍

不要在不需要的地方为难自己。

让别人为所欲为。

帮助减少有冲突的领域。

清除别人道路上的障碍。

减少竞争，促进合作。

　　"顺其自然"不是一个熟悉的词，但我们用它来讲述三件我们熟悉的事情：放弃、接受和随遇而安。"放弃"就是放弃你对事物的迷恋，不管是对"委屈"一样的消极迷恋，还是对"永远不会实现的愿望"一样的积极迷恋。如果某种迷恋让你难以自拔，那么积极和消极就都不那么重要了。"接受"是关于现实永远不会出错的真理。在人类生活中，现实是发展变化的，是动态的。无论它要去哪里，即使我们努力抗拒，它最终也会走向成功，因为生活似乎正朝着错误的方向前进。"随遇而安"是指以平稳地自我引导一连串的事件的方式来面对生活。

　　当放弃、接受和随遇而安融合在一起的时候，你就可以毫不纠结地过自己的生活了。这样的表述听起来很有吸引力，但是社会却强加了一种价值体系，强烈地向另一个方向倾斜。社会教导我们，尤其是在西方社会，当你在斗争中失败时，就得屈服。接受是一种听天由命的感觉，就好像你想要的东西无法得到——你必须接受现实。河流会随高就低，但残酷的现实生活要求我们不能随遇而安。

　　在这些消极的内涵背后隐藏着更大的信仰体系，它坚持认为人们要想生存下去，就必须斗争到底。在《圣经·旧约》中，亚当和夏娃传说中的堕落是斗争的神话基础。当夏娃劝说亚当吃善恶树上的果子时，人类就开始堕落了。突然，第一批人类为自己赤身裸体而感到可耻，并因违抗上帝所造之罪而受到了惩罚。人类堕落是个灾难性的事件——上帝把亚当和夏娃赶出了天堂，并判他们终生吃苦受罪，借此以示惩罚。

　　撇开宗教的影响不谈，人类堕落的故事解释了人类的处境，其中斗争和顺其自然之间的选择依然存在。在我们的内心深处，都在坚持着那些告诉我们生活是怎样和必须怎样的信念。最后一句话很重要，因为如果生活"必须这样"，那我们就无力去改变它。看看盖洛普组织用来衡量幸福感的三个指数：痛苦、斗争和成功。毫无疑问，世界上存在着巨大的痛苦，但这并不等于说世界上必须存在痛苦，除非你的信仰系统是如此告诉你的。

今天，我们请你审视一下你与斗争（把它当作你必须接受的东西）之间的联系。具有讽刺意味的是，那些参与终身斗争的人都以自己的方式接受和屈从了斗争；他们接受和屈从的是斗争终究无可避免的信念。相反的世界观跟佛教相类似，它认为痛苦和快乐是不可避免地联系在一起的，因此超越痛苦的方法就是跳出快乐和痛苦两者之间的轮回。要做到这一点，一个人就要去寻求并找到某种层次的自我意识，这种自我意识永远是一样的，永远是平和的，并且不会被大脑无休止的活动所干扰。

这种为顺其自然开辟道路的世界观，也有它自己的"必须"：追求者必须用心，必须放弃对快乐的追求，必须专注于扩大自我意识，必须接受达到顺其自然的目标是可能实现的。大多数人达不到目标的原因并不神秘：他们发现为了达到目标所必须要做到的事情太难了。我们暂且不谈佛教的具体教义。从日常的角度来看，人们希望停止斗争不需要更高的信条或教义——赤裸裸地面对残酷现实的经历作为我们的动机就已经绰绰有余了。

首先需要进行片刻的自我反省，想想你个人生活中斗争的某个方面。以下是你可能会看到的主要类型：

· 跟自己做斗争。

· 在人际关系中斗争。

· 努力在物质上改善你的生活。

· 与世界和外部力量做斗争。

你的斗争，无论大小，都可以分为这四类，如果你继续寻找，那你心中可能会想到更多的例子。一个沉溺于毒瘾或陷入抑郁的人是与自己斗争的极端例子，这种斗争是"内部的"。另一个抵抗愤怒爆发或想要实现宗教理想（如避免罪恶和诱惑）的人，则经历着自我斗争的中间地带。有高度自我接纳和自我价值感的人会经历较小的斗争，比如努力保持理想体重或保持年轻等。简而言之，没有哪种生活是不会经历斗争的，即使那人已经功成名就。

因为斗争有很多表现方式，以至于人们忽略了最重要的问题：这种斗争到底有没有必要？人们根本就没注意到这个问题，仍然继续生活，好像人活着就必须要斗争一样。他们斗争是因为觉得必须要这样做。要了解这到底是怎么一回事，请看看下面的原因，它揭示了日常斗争背后的心理态度。

你为什么还在苦苦抗争？

看不到出路。

情绪不好（抑郁、焦虑、无助）。

心里感到矛盾和困惑。

情况很复杂。

做了个错误的选择，深陷其中而不能自拔。

从记事起就是这个样子的。

太害怕了，以至于不敢反击。

不能怪我——是生活太艰难了。

陷得太深了——感到不知所措。

其他人控制了局势。

没有人可以求助。

我活该。

这些都是深陷斗争最常见的根本原因，更不用说痛苦了。如果你发现自己处在一个严重考验应对能力的危急关头，比如糟心的离婚或宣布破产，那么上述的每种情况都可能会在你的脑海中闪现。请稍停片刻，回头想一想自己生活中的那些艰苦的日子。你能认同清单上那些困住你，让你寸步难行的情况吗？理性是强大的，因为其中有一个"必须"的方面；否则，你会找到一个出路，而不是浪费时间和精力去弄明白为什么你会陷入困境。

我们并不是说你或其他人应该为斗争负责。有些情况是不可避免的，因为外部力量总是会超出我们的控制范围，诸如被炒鱿鱼、不得不照顾患有痴呆症的父母、与吸毒的青少年打交道之类的——生活给我们带来了无数的考验。但因为你在困难中附加了"必须"这个词，所以增加了事情的难度。想要到达顺其自然的境界，就如同从你的世界观中消除"必须"一样。

"取"的一面

生活随你的选择而自然前进——这是今天"取"建议的中心主题。身心是为畅通无阻地前进而设计的。信息在任何地方都是自由流动的；过程是相互交织的；每个细胞都有相同的目的——生存和发展。当流动受阻时，身心就会遇到阻力和障碍。这是一种内部情况——我们决定无理由接受斗争的需要。一旦一件必须要做的事情做好了，它就会以病毒传播的速度迅速传播开来。你的态度影响着你周围的人，因为你"必须"坚持自己的态度，所以现实情况反映了你的内心世界。

同样的道理，如果你相信生命可以自我应对——这是你身体中每个细胞的基础，那么外在现实将开始适应你的内心世界。乐观、接受、不抵抗、宽容、自我接纳，这些也会传播开来。这种现象只有通过测试才能知道。社会学家已经对其进行了差强人意的测试。生活方式选择的最大数据库之一是弗雷明翰心脏研究，该研究始于1948 年，有 5200 名马萨诸塞州弗雷明翰镇居民参加。尽管这项研究的主要目的是心血管健康，但通过对数据的筛选却揭示了一个令人费解的发现。

一个人的家庭背景也在其患心脏病的总体风险中占了一席之地。在有吸烟、久坐不动的生活方式、肥胖等问题的家庭中长大的人更有可能在自己的生活中接受这些东西。让我们扩大一下这种相当明显的联系吧，如果某人属于吸烟、过着久坐不动的生活、或是肥胖症的朋友圈，那么他或她效仿的机会就会大大增加。但令人费解的是，它也会影响朋友的朋友。在你所认识的人际圈子之外，选择特定生活方式（如吸烟）的倾向也会增加。例如，如果你的父母吸烟，你也吸烟，你的朋友也吸烟，那么你的父母和朋友认识的人吸烟的风险就会增加，即使你从未见过他们。换句话说，一种习惯可能会像病毒一样迅速传播开来。

有好的习惯也有坏的习惯，如果你在一个充满爱的家庭中长大，这会降低你患心脏病的风险，你会充满爱，你会有充满爱的朋友，你的朋友更可能富有爱心。弗雷明翰心脏研究的数据将表明这一点，但没有人知道真正的原因是什么。我们的观点是，如果你采取一种接受、让步、任事情自然发展的态度，这种影响就会迅速传播开来。你周围的一切将显示出较少的斗争和更多顺其自然的情况。

为了证明这种现象的可能性，你必须自己测试一下我们列表上"取"的内容。如果你发现自己今天的处境迫切需要你介入、干预、控制、承担全部责任、告诉别人如何表现等，那么就要认识到这是一个完美的机会，看看在没有你干预的情况下，事情是否能变好。即使结果并不完美，你也会惊讶于凡事顺其自然的效果。随遇而安是一种真实的现象，你越确信，你就越会意识到，你所有斗争背后的"必须"并不一定非要坚持下去。

"舍"的一面

如果随遇而安是一种真实的现象，为什么我们在工作中一直都没看到它呢？因为我们制造了内部阻力和障碍来控制生命。我们不能因为这种欲望而责怪自己。在我们的内心深处，为了生存，我们必须竭尽所能，而在当今这个快节奏的世界里，我们大多数人都生活在一个超生存的水平上。不管现实与否，我们都想控制周围的世界。今天的"舍"建议侧重于你要意识到自己所产生的抵抗力。具体地说，每当你有如下行为时，你就是没有做到顺其自然。

· 给自己或别人制造压力。

· 坚持认为自己是对的，别人是错的。

· 持评判态度。

· 坚持按自己的方式行事或者以高标准要求别人。

· 拒绝听他人的建议。

· 在公共场所贬低他人。

· 把自己的道德强加于别人。

今天要警惕这些行为是如何在工作、人际关系或家庭生活中突然出现的。因为我们都在为自己的行为辩护，所以更容易观察到别人是否也在这样做，然后你就可以反省你所扮演的角色了。举个例子，为了一部电影或电视剧的情节而争吵，非要得出"我是对的"和"不，你错了"的结论，这就成了需要两个人坚持到底的拔河比赛了。

当你意识到你阻碍了内心前进的时候，就停下来放过自己。这可能意味着要么你离开，要么你得改变自己的行为。在世界智慧传统中，"内部"现实是"外部"现实的反映。无论你是否完全接受"每种情况都是自我反省"，你都可以排除障碍，停止抵抗，然后自己观察外部情况是否自动发生了变化。

"生命可以自我应对"

如果身心已经进化到以无数精致的方式来应对自己的程度，那么这也适用于其他情况吗？这个问题指向一个精神的方向，因为它问及生命本身是否是为了支持人类而设计的。我们这么特别吗？在东西方的精神传统中，答案都是肯定的。通过教导灵魂或更高层次自我的真实性，一长串的圣贤、圣人和精神导师已经肯定了一些基本的真理：

- 没有什么事情是随机的，每一次经历都与更大的计划有关联。
- 更大的计划是深植于意识里的。
- 每个人都与这个更大的计划有关联，不管他们是否知道。
- 为了了解你在更大的计划中所处的位置，你必须扩展你的意识。

无论你如何定义这个"更大的计划"，这些说法在世俗社会都是完全不存在的。没有什么比上帝的计划、灵魂的救赎、因果报应或涅槃更符合现代世俗模式。两种世界观相互冲突，所产生的影响波及了我们的日常生活。在精神世界中，人类在宇宙中备受宠爱，宇宙由宇宙思维所支配；在世俗的科学世界观中，人类是外太空黑色空间中的一个小点，以氢原子或银河系的形式存在于同一水平线上，是大爆炸后随机出现的产物。在这两种对立的世界观之间没有妥协的余地——人们只能任选其一。

这在理论上是正确的，但在日常生活中，人们总是持观望态度。下面的话你多久能听到一次？

- 不存在意外发生的事情。
- 不存在真正巧合的事情。
- 所发生的一切必有原因。
- 要小心你所许下的愿望。
- 好心没好报。

· 种瓜得瓜，种豆得豆。

你可以相信任何一项，也可以相信在交通事故中的车辆追尾是个意外。我们的思想存在于这两种现实中，而且还随心所欲地切换。当有人说"所发生的一切都事出有因"时，这句话暗示着在日常事件中有一个看不见的模板。这种看不见的模板提供了对它自己的初步认识，但也仅仅是初步认识而已。现在几乎每个人都知道"同步性"这个词，它的意思就是"巧合"。作为一个坚定的无神论者和科学家，弗洛伊德不喜欢诸如更高的力量、灵魂、精神体验或同步性之类的术语。与他持对立观点的荣格发明了"同步性"这个术语（定义为两个有意义的关联但没有因果关系的事件），但这无法说服弗洛伊德。

如物理论坛网站上引用的：

他们之间的友谊第一次发生危机是在1909年春，当时主要是因为下面这件事。荣格在维也纳拜访了弗洛伊德，并询问他对预知和超心理学的看法。但是弗洛伊德太唯物主义了，以一种让荣格生气的方式拒绝了他的询问。这时发生了一件奇怪的事情。当弗洛伊德离开时，荣格感觉到自己的横膈膜在燃烧，紧接着旁边的书柜里传来一声很大的爆裂声。当荣格告诉弗洛伊德这是超自然现象的完美例子时，弗洛伊德仍然不相信。然后荣格预测过一会儿还会再有响声传来。结果证明他是对的，书柜里又传来了一声巨响。弗洛伊德仍然困惑不解，而且这件事更增加了他对荣格的不信任。

那天到底发生了什么事？同步性和超自然性之间的界限从一开始

就很模糊，但更大的问题是：我们的思想是否会影响"外部"现实？当人们相信像"小心你所许的愿望"这样的事情时，他们会默默地回答这个问题。要完全接受内在和外在的现实是相互联系的，你需要坚持如下的信念：

- 上帝一直在倾听着。
- 我们生活在一个有意识的宇宙中。
- 人类的思维是宇宙思维的反映。
- 任何祈祷都会有所反馈的。
- 如果你愿望足够强烈，梦想就会成真。

所以在日常生活中，我们的信念都不尽相同。只要抓住哪怕微弱的信念，即"外部"世界反映了你是谁，"内部"世界反映了你的愿望，那么你就可以检验真理了。这一章，我们提供了真实和真正顺其自然的明证。尽管你在周围看到的所有斗争，都不是"必须"存在的。这可能是你提升到更高意识中最深刻的成就之一。你可以通过自己的个人旅程来体验顺其自然。"内部"和"外部"之间的界限从来就不存在。身心作为一个整体告诉我们，生活确实可以自我应对，这不需要其他证据来证明。说某人正在进行一场通往更高意识的旅程听起来很崇高，但事实却是很卑微的。这段旅程带我们到达信任、接受和随遇而安的状态，这种状态维系着我们体内的每一个细胞。

星 期 日

循 序 渐 进

今天的建议——只选一个

取

注意同步性（有意义的巧合）。

每天都念叨点好事儿。

学会表达自己的同情心。

公开表达爱和感激。

凡事要慷慨大方。

舍

抵制内心的恐惧。

如果你发现自己做了最坏的打算，那就远离这种情况并保持不再
参与状态。

如果你有挥之不去的消极想法，问自己它是真的对自己有用还是
说它只是过去的产物而已。

如果你感到不安，找个安静的地方集中注意力使自己平静下来。

不断寻求他人的认可。

星期天是反思自己最高价值观的好日子。每个人都有抱负，每个人都希望自己的生活充满意义和目标。这些希望所产生的结果需要几十年才能显现出来。最终，那些对自己的一生感到满足的老年人将比那些带着遗憾、沮丧和怀旧心情回首过去的人享受更高质量的生活，即使他们的寿命是一样的。在这本书里我们大部分时间都在讨论压力和炎症等负面影响是如何随着时间的推移而累积起来的。个人成长也是同样的道理，心灵也是日复一日成熟起来的。当这种情况发生时，生命就是一条从出生到死亡的上升弧线。那么，如何才能将这一愿景变成现实呢？

我们对身心的全系统研究已经发展为疗愈的生活方式，这种生活方式将给我们带来终生的好处。最后一步就是要对生活本身采取全系统研究。要想做到这一点，你需要有个全方位的愿景。宗教就给我们提供了这样一个愿景。一个虔诚的信徒所能做出的适用于所有生命的陈述如下所示：

一切都在上帝的手中。

信念会带我度过难关。

上帝是仁慈的。

种瓜得瓜，种豆得豆。

谋事在人，成事在天。

这些都是对信仰的描述，如果你坚持这些信仰的话，那么坚定的无神论者的方式将不适用于指导你的整个人生。无神论导致了另一套包罗万象的描述，如下所示：

宇宙是由随机事件支配的。

奇迹都是虚构的。

宗教是一种非理性迷信。

选择需要基于理性和逻辑。

很容易看出，全系统生活方式比你第一眼看到的可能要普遍得多。抛开宗教问题不谈，很多人会说"家庭就是一切"或"成功是百分之十的灵感和百分之九十的汗水"，但有没有类似的适用于疗愈的观念呢？你能站在日常事件之上，坚持一种适用于生活本身且包罗万象的观点吗？

符合这一要求的最成功的设想是进化论，这个理论解释了每一种生命形式，从单细胞微生物和蓝细菌（都有几十亿年的历史），到在医院出生的婴儿，再到读这句话的你。如果你能在你的一生中不断进化，你将获得一个包罗万象的观点。今天，我们建议把重点放在你的个人成长、进化以及如何把它最大化上。首先，撇开达尔文进化论不谈，达尔文进化论只限于物种的生存和非生存，这意味着它所关注的是群体而非个体。达尔文解释了为什么剑齿虎从原始的祖先进化而来并最终衰落直至灭绝的原因，但是达尔文并没有告诉我们任何关于单个剑齿虎的信息。

这是因为生存和灭绝是由遍布动植物种群的基因突变所决定的。如果基因突变带来了生存优势，它就会嵌入到那个物种中。人类很久以前就逃过了这个圈套。我们不仅要照顾身体强壮的人，还要照顾身体虚弱的人（例如通过医疗保健计划和退休金），而且也不需要通过身体对抗来竞争配偶。诗人赢得爱人青睐的机会和举重运动员是一样多的。

关于智人是如何进化的以及为什么进化的问题，已经有很多争论了，我们在此不再赘述（我们的书《超级基因》中有一整章都在讨论这一内容）。为了达到疗愈的目的，只有一点被证明是至关重要的，那就是个体的进化。个体的进化正在进行中。我们已经在表观遗传学中证实了这一点，它表明了人所经历的一生是如何影响基因活性的。一些研究者甚至认为，来自父母的表观遗传标记可以为他们的孩子树立对生活方式的看法。

这些线索指向了正确的方向，人类大脑的进化也是如此。传统上，大脑在我们看来分为三个部分，从最古老的部分到最近的部分。我们可以把三方大脑想象成英国庄园里的员工，在这种情况下，它容纳了我们的思想。庄园里永远都充满了活力，我们每个人都是监督者，而我们所监督的员工对应着大脑的每个区域。楼下是最古老的大脑，也就是爬行动物或是下半部大脑，它已经有近 5 亿年的历史了。它是围绕生存本能组织起来的，比如战斗或逃跑、应激反应、求偶的冲动等，这些本能最初出现在鱼类和原始爬行动物身上。位于庄园中间的是中枢神经系统，它是围绕情感和情感纽带组织起来的。早在 2.5 亿年前，它就出现在了第一批哺乳动物身上，据我们所知，这些哺乳动物具有类似人类情感的能力（例如，大象会为它们的同类死亡而悲伤，海豚则会帮助它们生病和受伤的同类）。不知何故，中枢神经系统获得了记忆愉快和痛苦经历的能力，并由此我们产生了重复愉快经历和避免痛苦经历的欲望。

在庄园的顶层，是最新的区域——大脑皮质，精英员工们在这里侍候着庄园的主人。我们所要思考和决定的一切都是在这里完成的。

大脑皮质像树皮一样包围着大脑（大脑皮质在拉丁语中是"树皮"的意思）。当你陷入沉思时，你的额头就会出现皱纹。让人感到奇怪的是，皱纹、裂缝和凹槽会让智人变成思想家。大鼠和小鼠的大脑皮质是光滑的。猫的大脑皮质表面变得不规则起来，灵长类动物则开始出现了凹槽。进化出的物种，像高等灵长类动物和海豚这样的进化物种，它们的大脑皮质具有更深更复杂的凹槽。但没有什么能超越人类大脑皮质的生物折纸术，它被折叠成了一张复杂的地图，这是与我们丰富的精神活动相对应的。语言、音乐和艺术都来自这里（莎士比亚和莫扎特简直太棒了）。

我们认为真正的你不是这些大脑区域里的活动。真正的你是庄园的主人，你观察着这些活动，观察着头脑中的每一种感觉、思想和心灵的幻想。把高级大脑与个人进化联系起来是相当独特而又神秘的，这是自我意识的能力。自我意识跨越了"我是谁"和"这才是真正的我"，即自我怀疑和自我控制之间的广阔领域。当我们看镜子时，人类会经历一系列令人困惑的自我产生的幻觉。从我们自身来看，我们有着广泛的心理特征，包括：

自满、自负、自私，对自己的错误视而不见。

自我怀疑、谦卑、利他、敏锐地意识到自身的缺点。

内向、反省、沉思、私密。

外向、积极主动、争强好胜、喜欢交际。

这些特征以混合搭配的方式存在，每一种都有其独特之处。事实上，它存在着非常多的可能性，人们可以给地球上的每个人分配一个独特的形象。如果没有自我意识，我们就会背叛自己的独特性，从而陷入刻板印象和从众心理。习惯和条件压倒了正念，唯唯诺诺成了人们的第二天性。如果这些外部力量占了上风，那么每个人都在机械地活着，跟生物机器人没什么两样。

因为我们是有自我意识的，所以人类并不仅仅是活着：我们也在看着我们的生活不断展开。想要进入座头鲸、长颈鹿或熊猫的神经系统是不可能的，但在某种程度上，这些生物有它们自己独有的意识。不仅仅是身体上的相似性才使得老虎、狮子跟在草坪上觅食麻雀的家猫归属于同一个家族。它们是通过行为方式联系在一起的，这可以追溯到猫感知世界的行为方式。它们是猎人，也是潜行者，有潜行能力，在突袭前会耐心地蹲伏守候。

今天的建议主要是从探索你在人类意识物种中的独特参与而展开的。我们知道，这是一个夸张的说法，但当一切尘埃落定，地球繁荣或是衰落将取决于一件事：人类意识能否进化。如果可以的话，全球变暖就可以稳定下来，甚至可以逆转。如果人类的意识没有进化，惯性将使我们陷入更深的灾难风险。

"取"的一面

为了进化，你需要养成一种习惯，即要意识到新观点已经超出了你平时熟悉的范围。今天的"取"建议所涉及的就是这样的转变。一旦你把自己从习惯的观点中解放出来，全新的意识层次就有可能出现。此时此刻，每个人都在自己的脑子里演绎着一个故事。好的一天会给故事增添一些积极的东西，坏的一天会使故事略显苦涩。日常生活的起起落落取决于你故事的主题，比如赢与输、爱与恨、领导与下属等。

我们赖以生存的主题是众所周知的，也是相当标准的，因为我们从家庭、朋友和社会中吸收了这些主题。

你的个人故事是如何继续的

你每天都要强调的主题是：

有意识地或无意识地	给予或索取
乐观或悲观的	支持或依赖
输或赢	爱或不爱
欣欣向荣或苦苦挣扎	吸引人或不吸引人
主动或被动	帮助或阻碍
实干家或思想家	渴望或满足
孤独的或群居	寻求或抓住不放
领导者或追随者	进步或止步不前
警惕或松弛	自信或胆小
被动接受或主动挑战	果断或优柔寡断

生活是通过强化积极和消极的主题来引导的，因为它们为人类故事提供了框架。如果没有主题，故事就会变得条理不清。然而，积极和消极的主题也有着同样的缺陷。它们把你束缚在你的故事里，比如，胜利总是比失败要好，但是如果我们遵循世界的智慧传统的话，那么胜和负其实是相互依存、相互对立的。因此，胜利者终将面临失败，或者说乐极生悲。主动去爱的人最终会伤到自己。当你不再认同

这些主题（即所谓的二元状态），开始以非二元的、不依赖对立的方式来衡量你的生活时，进化就开始了。我们所谈论的是意识的基本品质，这些品质深藏于我们的意识之中。

意识的核心品质

聪明	进化
创造性	自我组织
自知	会意
自立	同情心
有活力	真实
精力充沛	美丽

人类发现这些品质是真实的和可实现的之后，才开始有意识地进化。这就是"取"的建议所要展示的内容。如果你将自己与这些品质中的任何一个结合起来（我们刚刚在"取"方面提出了一些建议），你将会引导自己的个人进化。但这绝不仅仅是一个自我选择，因为自我选择是基于二元性的。自我之所以选择诚实而不是撒谎，是因为它获得了利益或是规避了风险。"这对我有什么好处？"是基本的自我问题。意识的核心品质超越了个人身份。它们适用于心灵本身，即存在和拥有意识的纯粹本质。

今天，你可以决定把你的故事建立在这些原始主题之上，而不是那些大多数人接受的主题之上。二元论是不安全的。别人给予的东西可能会被拿走。你最渴望的事情最终会让你失望。喜欢的最终变成了不喜欢的，反之亦然。有些人甚至夸大了一维故事，比如"我是赢家"或者"我是个无可救药的乐观主义者"。但是不管怎样，人们的故事都是建立在所依附的主题之上的。

今天，我们要求你站在更高的角度来看待自己，因为你一直生活在同一个故事里。只有这样，你才能做出把故事建立在永久和不可动摇的价值观上做出选择，比如出于同情或要表达爱和感激而采取行动。要想真正做到改变，你的故事就必须进化，只有你的意识进化了，你的故事才会随着进化。

"舍"的一面

每个人都相信自己的故事，即使它已经脱离了现实基础。想想那些没有安全感的时装模特，因为在他们看来，自己吸引力不够大；他们的自尊心会因为一个小疙瘩或第一道皱纹而动摇。想想看，在一支失败球队里的职业棒球运动员，他仍然觉得自己是赢家——胜利是他进入大联盟的第一步。我们坚守自己的故事是有情感原因的，今天的"舍"建议都是关于摆脱情感束缚的。那些让我们感到没保障、不安全、焦虑、悲观、沮丧和不满足的情感束缚阻碍了我们进化。

这里有个有用的概念"情绪身体"。情绪身体包含着你的内在情绪，它支持你的方式跟细胞支持身体的方式一样。在情绪身体中，一个人可能会感到被爱、安全、有保障和乐观，而另一个人则会有相反的感觉。如果你想要进化你的故事，最理想的做法就是把它建立在我们刚刚讨论过的意识的核心品质之上。但如果你的情绪身体受到了伤害，那就不可能再发生这样的事情了。因为差距实在是太大了。

你的情绪身体是可以被治愈的。抚平过去所遭受的创伤是任何人都可以做到的。这些症状很容易就能发现——任何强烈的不断出现的消极想法，都是你情绪身体里的痛苦症状。让我们来看一些最好的和最简单的技巧吧，这些技巧可以帮助消除情绪身体里的消极思想。

1. 及时发现自己的消极情绪

一旦你陷入忧郁或焦虑中，你会发现让自己振作起来很难。所以要注意第一个消极迹象。一旦你发现情绪转向易怒、愤怒、沮丧、担心或悲观，就立刻停下来。做几次深呼吸，集中注意力。让这种情绪消失，自己找个安静愉快的地方，比如去户外散步。

2. 避免外部压力

消极思想通常会在压力下产生，如果可以的话，你应该远离压力源，不管是一个消极的人，令人紧张的工作环境，还是电视上的坏消息。一旦得到强化，消极思想就会出现，如果你选择避开的话，那就不要让任何人或任何事情加重你的坏心情。

3. 培养支持性的内部对话

大约75%～80%的人会在脑海中自言自语，少数人甚至能听到内心的对话。当你脑中的声音开始说一些让你忧虑、恐惧、愤怒、内疚、羞愧或缺乏自尊的话时，请暂停一下，对那个声音说"那个不再是我了"。重复说下去直到消极的想法消失。你也可以试着说"我不再需要这个了，这不适合我"。

4. 与积极、乐观的人在一起

我们都有让人沮丧的朋友和家人。他们悲观或抱怨；他们坚持认为最坏的情况和失败就在眼前。惯性使我们无法远离这些人，有时你甚至会陷入无法逃避的境地。但是你可以和积极乐观的人交朋友。社会学研究表明，如果你与已经表现出积极态度和行为的朋友在一起，你更有可能采取积极的态度和行为。

5. 尝试"思维替代"策略

认知疗法（一种处理思想和信仰而非情感的方法）的核心技巧是通过询问消极思想是否真实来质疑它们。例如，如果你开始感到沮丧并想："有什么用呢？事情是永远都不会有结果的。"这些想法与现实是相违背的。你对自己说："事实上，有时候事情对我来说是可行的。我的成功在于坚持不懈。这可能是其中一种情况而已。"

这里的秘密是对自己要具体和诚实。当任何消极想法出现的时候，你就要去挑战这种想法的有效性。你用"我妈妈爱我，我的好朋友也爱我。我不是在夸大其词自欺欺人"代替"没人爱我"。一旦你习惯了思维替代的方法，它的有效性就会让你感到惊讶。我们的想法往往会影响我们的心情，这就是为什么你发现银行账户上的钱比你想象得要多会让你高兴，而你发现信用卡账户上需要还的钱是你想象的两倍多就会让你感到不安的原因。

6. 学会集中和超然

超然可以是一种积极的状态，它不等同于漠不关心或百无聊赖。

相反，你以自己为中心，以一个旁观者的身份来看待各种情况，而不会产生动摇或造成情绪上的不安。超然可以通过日常的冥想练习自然地发展起来，因为一旦你体验到集中、安静和不可动摇的思想层次，你很容易就能学会如何随心所欲地回到那里。

7. 让"黏糊糊的"情绪动起来

正如我们所说，消极感觉跟身体和大脑有联系，你可以通过身体感觉到它。在一阵愤怒或哭泣之后，你的身体需要一段时间才能平静下来。这是由于不能立即清除各种激素、应激反应和其他生化物质所造成的。你可以通过各种方式来加速清除的过程：

平稳地深呼吸；

躺下休息；

到外面走走；

调音，即自发地产生声音的技巧（低沉的呻吟、沉吟、叫喊等）；

深沉且重复的叹息。

每个人都需要一套应对技巧，而这些技巧是最有用和最有效的。沉重的思绪不会让你一整天都黯然失色。你有很多选择可以让自己摆脱困境。

高阶进化

在过去的几十年里，数以百万计的人踏上了灵性之路。有组织的宗教在第二次世界大战后开始持续衰落，但这并不意味着现在这一代人没有精神信仰。灵性是超越身体和心灵的结合，而达到身体、心灵和灵魂的结合。当人们踏上这条道路的时候，他们想知道它将如何改变自己，将如何改善他们的生活，他们内心的黑暗面是否会充满光明等。

出于实用的原因，我们在这本书中没有过多地讨论这些问题。鲁迪和迪帕克都承认灵魂、精神、更高意识和宇宙意识的存在。但这些都是基于信仰的争议性术语。因为它们是人类的构想，所以不能保证它们中的任何一个能超出构想的范围。那么超越呢，它是二元性之外领域的体验吗？从实际观点出发，我们把灵性排除在了讨论之外，但灵性是不能脱离现实的。每一种体验都是通过身心来感知的，包括最高的灵性体验。人们是通过我们所拥有的相同的神经系统来感觉到神圣的存在。因此，一种将身心结合在一起的疗愈生活方式为你打开了通向无限可能的大门。

人类进化已经包含了生存、情感联系和理性，但是仍然有需要跨越的全新领域。进化的最高境界只有一个要求：自我意识，这一点已经被高等大脑表达出来了。有很多方法可以描述进化的最高阶段——与灵魂结合、恩典状态、与上帝结合、救赎、觉悟、进入天堂等。印度最古老的术语称它为"觉悟"，这个说法可以追溯到几千年前。然而，任何术语都回避了一个问题，那就是达到这个最高境界的感觉是什么。灵性之路的独特之处在于，你一开始就不知道自己要去哪里（这就是为什么印度的传统会提到无路之路的原因）。目标一直在变化着、模糊着甚至于消失不见。

在我们看来，这条道路的未知性是不可避免的。迈出第一步的自我并不是到达目标的自我。在日常生活中，这一事实显而易见——你小时候、幼儿园、小学时和青少年时的自我已经消失了。因此，如果你今天所认同的自我也通过进化而变成某种新的个体，这应该不会令你不安。尽管有过去的负担，有过去的伤痛和糟糕的回忆，我们的目的是在身心的各个层面上进行更新。新的思想和新的细胞不断地取代旧的思想和旧的细胞。

尽管如此，有一种方法可以衡量达到进化的最高境界是什么样的：你觉得非常自在。以一种超然而又充满激情的方式，你可以观察到你的本能、恐惧、欲望，以及在你的脑海中起起伏伏的随机想法。当你能自然而然地做到这一点时，你就不会再被困在大脑不断地活动中了，因为它会在思想、感情、决定等方面不停地转动。真正的自我被这种活动所掩盖，正如一个古老的印度寓言所解释的那样。一辆由六匹马拉着的马车正沿着公路行驶。从车厢里传来一个安静的声音低声说道："停下。"车夫很惊讶，因为他从来没有听到过这个声音。他愤愤不平地加快了鞭打马匹的速度。结果马车里低沉的声音再次响起："停下。"车夫这次更加害怕了，他更用力地鞭打着马匹。但他突然意识到，他从来没有见过马车的主人，而马车内的那个人一定是马车的主人。他拉住缰绳，马车停了下来。

在这则寓言中，车夫是自我，六匹马是五官和头脑。只有当他们停下来的时候，他们才会意识到灵魂是一切的主宰。在冥想中，一个人可以有使心灵平静的实际体验，从而遇到真正的自我。你直觉上知道这是一种特殊的体验，尽管它需要时间来达到完全清醒的状态。另一个比喻是"意识之光"，有些人实际上看到了内心的光（通常是在冥想中，但也会有其他可能性），它拥有吸引他们的力量。没有这种吸引力，真正的自我永远无法克服那些掩盖它的心理活动。自我和五官需要你的关心。真正的自我充满了温柔的诱惑。

世界智慧传统如此重视沉默的心灵，这听起来令人困惑不已。就其本身而言，沉默是没有好处的——心理学观察表明，大约20%的人在头脑中听不到内心的声音。没有人知道这是为什么，也没有人知道这是好事还是坏事。沉默只有当你调查它内在的东西时才会变得有价值。可以说，随着自我意识的扩展，沉默开始绽放了。创造力、智慧、知识以及其他一切都是你与生俱来的权利。它们不可能被完全抑制，更不可能被消灭。仅仅通过意识，你就能拥有它们，但是需要你明确注意它们所在的地方——你的源头。不同于其他任何可以描述的自我，真正的自我是纯粹的本源、纯粹的意识和纯粹的存在。

意识是用你的大脑去创造你正在经历的世界。你的现实局限于你所意识到的和你所经历的内容。所有的人类都进化成了居住在一个充满无限可能性的意识物种中。但最高的进化是栖居于完全适合你的现实之中。这是终极疗愈，即完全的完整状态。但究竟什么才能证明这种可能性的存在呢？世界上的智慧传统告诉我们，只有个人才能向自己证明这一点。那怎么证明呢？通过将自我意识发展成一种被称为"见证"的意识状态（在一些著作中，它也被称为"二次注意"）。

当你从一个超然的立场去见证的时候，你就会不再试图去控制你的生活细节，也不会再担心或挣扎了。这听起来像是一种完全被动的状态，如果你试图捏造证据的话，那就真的成了被动状态了。如果你真的想去某家餐厅，到了地方却发现它关门了，如果你想赢得一场比赛，却没有赢得第一名，或者你深深地迷上了一个人，可是这个人对你丝毫不感兴趣，这时候的你就可以编造一个"我不在乎，这超出了我的控制范围"的回答。这是一种强迫的态度，它与你的真实感受相矛盾。真正的见证者深藏在内心深处，它从一个可以冷静驾驭的位置观察每一次经历。由于以下原因，我们没有任何损失或失望的余地：

> 每一次经历都在微妙的层面上充满了幸福。
>
> 你体验的是完整性，而不是光和影的游戏。
>
> 你在这个世界上没有个人利益。
>
> 意识的所有模式吸引着你的全部注意力。
>
> 简单地说，你是马戏团的领班。

如果见证不是心灵的自然状态，这些事情都不会是真的。它们形成了精神虚构或一厢情愿的想法。你个人如何判断精神体验是否真实？我们有个可以解决这个古老问题的答案。

"自我影响"

精神体验，和其他任何体验一样，都是通过拥有自我影响来验证的。圣人和圣贤并不是一个单独物种的后代，他们的神经系统与所有人都一样。他们能达到高级意识的原因并不神奇。相反，他们感受到一种可以称之为自我影响的内在力量。这里面没有任何超自然的东西。日复一日，他们选择了和平而不是冲突，选择了觉醒而不是拒绝，选择了爱而不是不爱。这些品质很吸引人，影响着每个人。

但是其他的力量也在吸引着我们。现代社会压力太大，节奏太快，无休止的分心让人放松下来，以至于建立在意识基础之上的生活方式似乎显得格格不入。冥想静修与这一切喧嚣形成了鲜明的对比，但当你回到家里的时候，日常生活的羁绊是无可避免的。

今天看看你自己，你会在工作和家庭的职责和要求上花费多少时间？四处奔波会让你感觉有多累？你多么渴望有一种能让你放松的东西，来把你的注意力从所有事情上移开？实际上，这就是正常生活挂碍的意义所在。脑子里充斥着为了跟上一切而不断活动的噪声。就其本身而言，一次冥想并不足以对抗内心的沉默和自我意识的抽离。

在世界智慧传统中，人们充分认识到这种障碍的力量。不管是住在佛陀时代的古印度或是住在现代化喧嚣的城市中，其实都没有太大的关系，因为不安分的思想总是存在的。解决办法一直是控制住自我挂碍。当你将自己调整到这种内在吸引力时，你就可以保持你的灵感，在数年、数十年甚至一生中成长和进化。

自我挂碍意味着重新调整你的注意力，使之远离外部环境，但这并不意味着让你忽视或抵制外部世界。忽视是否认的一种形式；抗拒只会促使你紧握你试图要推开的东西。相反，我们所说的是两个世界之间的新关系，一个是"内部"世界，另一个是"外部"世界，把这种关系想象成一个有两个端点的滑动比例尺。

在一个端点上，外部世界的影响完全占据了主导地位。生命将会有一些不可避免的品质，如下所示：

- 感到不安全和没保障，不断提高警惕，以保护自己免受来自外部的下一个威胁。
- 在巨大的自然力面前有微不足道的感觉。

- 通过遵守社会规范和行为来保护自己而产生的压力。
- 对外在快乐持续需求，因为只有它们才能激发生活中的享受感。
- 害怕疾病、衰老和死亡。

由于大多数人实际上并没有在这种极端的情况下工作，所以这一切听起来可能与日常经验相去甚远。然而，在滑动的尺度上，我们经历了一定程度的焦虑和压力，而且因为置身在一个很大的、空荡荡的宇宙中，常常被自身的渺小而产生的不安全感所淹没。外部世界的影响促使我们把物质现实放在了首位，生活变成了一场在随时被崩溃威胁中寻找安全和幸福的斗争。有很多方法可以掩盖我们的不安全感，比如寻求刺激的冲动、娱乐催眠和成功的驱动力等。但是，通过向外部世界寻求这些东西，我们只会加强它们对我们注意力的控制。

在相反的一端，自我的影响是完全不起作用的。如此一来，生活将具有完全开悟的品质，如下所示：

- 内心的集中和安静是一种不受外界环境影响的恒定状态。这会带来一种完整的安全感。
- 人们的自我意识提供了生活注定要带来的快乐和满足。
- 改变不再具有威胁性，因为你把自己视为这个不断变化的世界里的静止点。现在的你虽经历千种万种，但你的内心再也不会受到任何影响。
- 你生活在永恒的当下，这使得衰老和死亡变得无关紧要——它们作为风云变幻的一部分消失了。
- 通过活出你的本源，即你真正的自我，总是能接触到创造力的源泉和更新的可能性。

· 你不会与自己或他人发生冲突，因为纯粹意识的完整性消除了对立游戏，包括光明与黑暗、善与恶的游戏。

这个极端听起来可能很遥远，甚至到了超凡脱俗的地步，但是任何把你的注意力引向这个方向的经历都是由自我的影响所引起的。如果你留心的话，你会在很多时候都感到安全可靠；生活看起来也很美丽；内心平静；你不会感到后悔和忧愁；已经过去的不会带来糟糕的记忆；你会发现自己很容易接受和欣赏你的生活和生活里面的人；内心的喜悦油然而生；或者在某种程度上你觉得有更高的存在包围着你。

每个人都会自发地重视这样的经历，他们自己也很满足。不管这种感觉是持续两天还是两分钟，此类体验都是永恒的。更确切地说，你溜进了时间的另一个位置——那就是此时此刻。

如果你想进化，冥想和选择积极的生活方式是很重要的。但除非你注意到自我的影响，否则进化是不会真正发生的。人类不是机器人，只要让我们的大脑进入冥想、祈祷、积极思考，或者受到睿智的老师和导师的影响，我们就可以改变大脑的思维方式。作者并没有低估这些东西——它们在世界智慧传统中有着重要的地位。但生活的语境总是与外部世界的影响有关，这个外部世界喧嚣而焦躁，今天快乐明天悲伤，充满了不可预知的痛苦和快乐。自我的影响是安静而真实的，对日常生活中的起起落落浑然不觉。在变化中寻找非变化一直是意识进化的代名词。自我的吸引力，这是你每天都能注意到的，是让不改变成为活生生现实的秘诀。

关注"内部"现实是见证发展的方式。这个过程简单而又自然。这并不涉及什么深奥的教义。每一次灵性体验都是对真实自我的认识。首先你观察它，然后你拥抱它，最后你成为它。这种转变有着毫不费力的流程，所以也没有什么可以抗拒的。

要完成一本关于疗愈的书，必须把真正的自我作为人生的目标。我们之前曾经说过，人们的思想活动很活跃，就像一个大庄园里的员工。当解散这些员工之后，主人就可以尽情享受庄园的荣华富贵了。外面的世界是他们的，精神的领域也是他们的。没有了更多的限制，精神在享受绝对自由的过程中变得明亮起来。引用 T.S. 艾略特的诗《小吉丁》中的名句：

> 我们将不停止探索，
>
> 而我们一切探索的终点，
>
> 将是到达我们出发的地方，
>
> 并且是平生第一遭知道这地方。

他说的地方就是我们的内心，在那里我们找到了"我们是谁"和"一直以来是谁的本质"。这是我们真正的自我——疗愈自我。

—— 第18节 ——

阿尔茨海默病的现状和未来

鲁道夫·E. 坦齐

论及目前为止无论是自我保健还是医学都无法治愈的疾病时，我都强烈地希望马上把它们消灭掉。尽管我们关于变老的社会心态有了很大的改善，但大多数人还是带着恐惧的心态对待衰老，因为阿尔茨海默病的阴影正在迫近。随着寿命的不断延长，一个人的健康寿命（健康状况良好的时间）往往会缩短十年。阿尔茨海默病的威胁并不是唯一的原因，还有其他疾病（主要是癌症）同样威胁着老年人。但没有哪一种疾病像阿尔茨海默病那么可怕。2012年，美国马里斯特研究所对1200多人进行了一项民意调查，结果显示，44%的受访者表示阿尔茨海默病是他们最担心的健康问题，只有33%的人担心癌症。当被问及他们对阿尔茨海默病最担心的是什么时，68%的人表示害怕自己成为家庭和亲人的负担，32%的人害怕失去对生活和亲人的记忆。

我作为一名科研学者一直致力于寻找阿尔茨海默病的病因和潜在的治疗方法，因此我想详细解释一下这种疾病。可以说阿尔茨海默病是一个引人入胜的"侦探故事"，直到最近才"破案"，这也许是决定性的转折。

很难想象还有比阿尔茨海默病更严重的疾病了。我们整个人生（从摇篮到坟墓）都在观察、学习、创造和爱，都在从一种经历到另一种经历的旅程中前行。这些经历塑造了作为个体的我们和我们的个性，定义了我们的朋友和爱人如何将我们视为他们生活中独一无二的人。大脑的神经网络把我们的经历和反应作为记忆记录下来。我们所看到的、听到的、触摸到的、品尝到的和闻到的一切都在逻辑上变得容易理解，这要归功于丰富多彩的神经联结和相互作用，它们决定了我们是谁。同样的神经联结让我们与世界联系在了一起；事实上，视觉、听觉、触觉、味觉和嗅觉每一个质量都取决于大脑将原始神经数据转换成三维世界图像的能力。

但是，随着我们年龄的增长，阿尔茨海默病悄悄地潜入进来，就像一个无情的破坏者，开始不知不觉地一根线一根线地撕开这条神经织锦，直到患者不再认识他们的朋友和家人，只能站在一边无助地看着他们的亲人消失。阿尔茨海默病是一个冷酷无情的精神窃贼，残忍地剥夺了受害者的人格，直到一丝不留，只留下一个跟赋予它们生命的大脑断开连接的身体和灵魂。虽然阿尔茨海默病患者早期到中期可能有相对保存完好的长期记忆，比如说仍然能回忆起他们婚礼当天的细节，但是他们的短期记忆却已经被摧毁了。由于感觉信息是随着每次新体验进入大脑的，所以阿尔茨海默病患者很难将信息置于上下文中，也很难记住上一分钟甚至到后期时上一秒钟的信息。

结果出现了以下一系列症状（更多信息详见阿尔茨海默病协会网站 www.alz.org）：

1. 干扰日常生活活动的记忆问题，特别是短期记忆问题。

2. 无法解决问题，比如支付账单时的数学计算。

3. 难以完成熟悉的任务，如做游戏或根据喜爱的食谱做菜。

4. 混淆时间或地点，如季节或月份，或如何到达某些地方。

5. 在阅读、驾驶或确定距离方面困难重重。

6. 不知道如何接话或插话，并且经常不知道如何表达自己。

7. 把东西放错地方和放在奇怪的地方，比如把车钥匙放在冰箱里。

8. 判断力差或决策能力差，比如很容易被电话推销人员欺骗。

9. 不再参与日常活动，比如放弃爱好或不再和当地运动小组一起活动。

10. 变得可疑、偏执，或越来越担心，害怕离开家。

1906 年，德国精神病学家、神经病学家阿洛伊斯·阿尔兹海默博士首次在一位名叫奥古斯特·德雷特的 55 岁女性病人身上发现了这种疾病。德雷特被送进了巴伐利亚的一家精神病院（精神病人城堡），患上了我们现在所知的 60 岁以前发作的早发型阿尔茨海默病。在大多数情况下，这种罕见的疾病（发病率不到 5%）是由三种不同基因（淀粉样前体蛋白、早老蛋白 1 和早老蛋白 2）突变引起的，我和我的同事于 20 世纪 80 年代和 90 年代在马萨诸塞州总医院和哈佛医学院发现了所有的证据。事实上，这些是第一批被发现的阿尔茨海默病致病基因，它们携带超过 250 种不同的基因突变，导致了通常出现在 60 岁之前的早期发病。

我们现在知道，德雷特在早老蛋白 1 基因中发生了突变，这正是我的哈佛同学、神经科学家莉萨·吉诺瓦博士写的畅销书和电影《依然爱丽丝》中困扰爱丽丝的基因。阿尔兹海默博士在日记中写道，当他第一次进入她的房间时，奥古斯特·德雷特正坐在床边，遭受着记忆丧失和幻觉的折磨，这在对她的采访中表现得很明显。阿尔兹海默还特别提到，许多居民和工作人员在深夜被她痛苦的叫喊声惊醒，"哦，上帝！我找不到自己了！"这一描述准确地定义了这种可怕的疾病——它夺走了一个人的自我。

目前，阿尔茨海默病变得越来越普遍，令人震惊的是，在美国和其他西方发达国家达到了流行病的程度（这种流行病被称为"银发族海啸"）。2016 年，美国有近 550 万阿尔茨海默病患者。2017 年，阿尔茨海默病和相关痴呆症将花费我们医疗保健系统约 2590 亿美元，其中医疗保险和医疗补助计划将花费约 1750 亿美元。这意味着近五分之一的医疗保险金已经花在了阿尔茨海默病患者身上。到 85 岁时，一个人有 30% ~ 40% 的可能性会表现出阿尔茨海默病的症状。随着 7100 万婴儿潮时期出生的人走向高风险年龄，阿尔茨海默病有可能摧毁整个医疗保健系统。

一般来说，随着年龄的增长，我们所有人的思维都会跟不上节奏。在 50 岁或 60 岁以后的某个时候，我们可能会在记名字和单词方面出现问题。我们也可能开始记不得我们把东西放在哪里或者经历"老糊涂时刻"。但仅仅因为我们的大脑开始减速，这并不意味着我们需要恐慌。衰老的缺陷可以通过变得更聪明、更温和、更平静来弥补。如果人们知道上了年纪并不一定就是阿尔茨海默病的初始阶段，他们就更容易放松下来。把钥匙放错了地方也没什么大不了的——这通常只是注意力不集中的表现。但是如果你下班回家后把钥匙落在了车里，车子在车库里还没有熄火，而且这种心不在焉的事情越来越多，那么你也许就有理由担心你大脑的健康了。

然而，一些专家认为，潜在的原因可能是由于 40 岁以后每个人都可能出现少量的脑部病变。我的同事，哈佛大学神经学家柯克·达夫纳这样说："随着年龄的增长，我们可能都会有一点点阿尔茨海默病。"这就像人们心脏周围有一点动脉斑块，但不一定就说他们患有充血性心力衰竭一样。

这听上去可能很可怕，但好消息是，我们可以在大脑中控制"一点点阿尔茨海默病"的病理过程而且不会引发痴呆症。我们称这种恢复力为大脑的补偿能力。拉什大学的痴呆症专家大卫·贝内特博士把它比作"发生了事故的高速公路旁边的小巷"：一切都变得戛然而止了，所以你下了车在小巷里转来转去。你仍然可以到达你的目的地。旅程也许会更长一些，但你最终会到达目的地。贝内特还注意到一些人能够忍受大脑成像所观察到的阿尔茨海默病病理，他们成功地避免了认知障碍和痴呆的症状。这些人通常有"生活目标、责任心、社交网络、刺激性活动——所有这些似乎都对你的大脑如何表达它所积累的病理有保护作用"。

尽管存在着阿尔茨海默病损害，但想要进一步了解阿尔茨海默病大脑产生恢复能力的原因，还需要对定义这种疾病的确切病理学有所了解。阿尔茨海默病病理包括以下内容：

1. 老年斑块是一种被叫作 β 淀粉样蛋白的大团黏稠物质，沉积在大脑神经细胞周围。

2. 神经纤维缠结是在神经细胞内部形成的扭曲的细丝，它会杀死神经细胞。

3. 神经炎症是大脑免疫系统对斑块、缠结和死亡的神经细胞的反应。这种炎症反应原本是为了帮助免疫系统愈合的，结果却被"友军的炮火"杀死了更多的神经细胞。

几十年来，我们不知道这三种病理是如何相互联系的，是哪一种导致了哪一种，或者是哪一种先出现。这个谜团很大程度上是由于早期试图在老鼠身上重现阿尔茨海默病的病理和症状的实验造成的。研究人员将一种导致早发型阿尔茨海默病在家族中传播的人类基因突变植入到老鼠基因组中。老鼠有脑斑但没有缠结，这引起了 20 年来关于斑块是否会引起缠结的激烈争论。我和其他人发现的所有第一批阿尔茨海默病基因都表明，阿尔茨海默病是从导致缠结的斑块开始的。然而，这并不能在相同疾病的小鼠模型中得到证实。

辩论依旧激烈地进行着。淀粉样斑块真的会导致阿尔茨海默病吗？家族性阿尔茨海默病的基因都表明答案是肯定的，而对老鼠的研究则表明答案是否定的。治疗和预防这种疾病的意义巨大。我曾经在 2001 年出版的《解码黑暗：寻找阿尔茨海默病的遗传原因》一书中提到过这一点。当时，争论还没有得到解决。从那时起，我们学到了更多的东西。我认为不能仅仅相信阿尔茨海默病老鼠模型的结果。因为人类不是 150 磅的老鼠！在 2014 年，我和哈佛大学的同事金都岩决定解决这个问题。我们发明了被《纽约时报》称之为"培养皿中的阿尔茨海默病"的东西，它涉及一种干细胞技术，可以在微型人脑培养皿中培养微型人脑器官（一种人工培养的大量细胞或组织）。在此之前，我们将早发型阿尔茨海默病基因突变植入了人工脑组织中。神奇的是，盘子里的迷你大脑第一次形成了真正的老年斑块，仅仅用了六周时间。对正在进行的辩论来说更为重要的是，斑块形成两周后，人类的神经细胞充满了有毒缠结。当金博士和我用阻止斑块的药物治疗大脑时，它们也阻止了缠结。

当我们的研究结果发表在著名的科学杂志《自然》上时，这个领域内没有人提出异议。辩论到此结束了，老年斑块确实会导致杀死神经细胞的毒性缠结。《纽约时报》称这一突破是"开创性的"和"改变了游戏规则的"。现在阿尔茨海默病药物的研发可以比老鼠实验快十倍、便宜十倍（因为这个发现，金博士和我在 2015 年获得了美国创新和发明最高奖——史密森美国独创性奖，我上了《时代》杂志 2015 年"全球 100 位最具影响力人物"的名单）。

那么，回到一个关键的问题上，是什么让一个人对阿尔茨海默病具有了抵抗力呢？其中一个因素被称为"认知储备"，我们在本书开头已经提到过了。一个人学习和积累的知识越多，比如通过高等教育，他大脑中的突触数量就越多。由于阿尔茨海默病患者的痴呆程度与突触损失的关系最为密切，所以你拥有的突触越多，在问题出现之前你就越不怕突触损失。因此，随着年龄的增长，继续学习新事物是非常重要的。当你计划退休时，要尽量多考虑下你的认知储备和财务储备。

也许关于恢复能力本质最关键的信息来自一些 80 ～ 100 岁的人，他们至死都没有过认知问题，但尸检显示了阿尔茨海默病斑块和缠结的水平。这些幸运的人都有哪些共同之处呢？在这些具有恢复能力的大脑中没有神经炎症的迹象。尽管有大量的斑块、缠结和神经细胞死亡，大脑的免疫系统并没有对炎症做出反应。结果就是他们没有罹患阿尔茨海默病。2008 年，我们发现了一种新的阿尔茨海默病基因，其代号为 CD33，它在某些免疫细胞表面编码一种名为"siglec-3"的蛋白质。我和我的同事安娜·格里西克后来发现这个基因是开启神经炎症的开关。然后我们发现这种基因的突变可能会提升或降低患阿尔茨海默病的风险，原因是大脑中出现的斑块和缠结（通常发生在 40 岁以后）会引起或多或少的神经炎症。

基于这些研究结果，许多制药公司现在开发针对这些基因的药物疗法，以抑制神经炎症。这种药物不仅对治疗阿尔茨海默病有用，而且对其他神经系统疾病如帕金森病或脑卒中也有帮助。

当我们把所有信息放在一起的时候，已经证实这些斑块就像火柴一样（头部损伤也可能是其他形式的痴呆症的火柴，例如慢性创伤性脑病），而它们杀死的缠结和神经细胞则遍布于大脑学习和记忆区域的灌木丛中。一旦神经炎症发作，就会变成一场森林大火，这时就会出现灾难性认知能力下降和痴呆的症状。

有了这些知识，我们意识到现在必须首先阻止淀粉样斑块产生。脑成像研究显示，在痴呆症状出现前的 10 ~ 20 年，斑块就已经形成了。这在很大程度上解释了为什么这么多针对斑块的临床试验都失败了。它们被用于已经出现症状的患者身上，至少已经晚了 10 年。这就好比有人在心脏病发作后才被诊断为充血性心力衰竭，然后再决定去降低胆固醇水平。胆固醇问题在 10 年前就应该被解决掉。今天，抗斑块疗法正在早期和非常轻微的阿尔茨海默病，甚至在那些大脑中有大量斑块而且刚刚开始显示疾病预兆的个体中进行尝试。

我已经警告过，在这些治疗方法中，我们不应该把完全消灭淀粉样斑块作为目标。我和我的澳大利亚同事罗布·莫尔在治疗阿尔茨海默病基金会的资助下，发现黏性淀粉样斑块实际上有助于保护大脑免受病毒和其他感染。事实上，病毒、细菌和酵母菌都能迅速形成斑块。这就提出了一种关于阿尔茨海默病病因的新理论，在这种理论中，斑块是在感染微生物的作用下形成的，是保护大脑的一种自然方式。

新理论对于预防和治疗阿尔茨海默病意味着什么呢？有朝一日，在生命的早期，我们也许能够靶向治疗那些导致淀粉样斑块在大脑内沉积的感染。我们有可能可以利用脑成像或者血液测试来检测淀粉样斑块何时以惊人的速度进行高速积累，然后用抗淀粉样斑块药物来靶向治疗这些斑块。目前制药公司正在测试这类药物，波士顿马萨诸塞州总医院等实验室也正在开发这类药物。

在出现症状的 10～15 年之前，大约在我们阻止斑块在大脑中积聚的同时，最好也阻止缠结的形成和扩散。关键是要在正确的时间用正确的药物治疗正确的病人。对于已经患有认知症状和痴呆症的人，必须控制神经炎症。现在仅仅针对斑块和缠结已经太晚了。

在这些药物问世之前，我们在日常生活中可以做些什么来降低阿尔茨海默病发病的风险呢？以下建议已被证明对降低风险最有用——你将从我们对疗愈生活方式的一般性建议中找到它们，尽管它们在这里更为具体：

· 地中海饮食。这是一种富含水果、坚果、蔬菜、橄榄油，少量或完全不吃红肉，以及其他蛋白质替代品（例如鱼，如果你是素食主义者，像我一样，那就选择豆类及豆制品和蘑菇）的饮食。

- 保证每晚七至八个小时的睡眠。正是在做梦（快速眼动睡眠）后的深度睡眠阶段（增量波或慢波睡眠）中，大脑会清除类似淀粉斑块一样的碎片。这也是短期记忆被巩固成长期记忆的时候。

- 每天锻炼。如果你有一个电子测量设备，那么你的目标是每天走 8 000 ~ 10 000 步，或者每天快走 1 小时。在运动过程中，淀粉样斑块在大脑中溶解，神经炎症被抑制，甚至在受阿尔茨海默病影响最严重的大脑区域（负责短期记忆的海马体）产生了新的神经干细胞。

- 减轻压力。通过冥想和其他技术手段来控制压力，可以保护大脑免受皮质醇等有害神经化学物质的伤害。在一项冥想的临床试验中，我们还发现基因表达的改变有利于从大脑中清除淀粉样蛋白和降低炎症。同样值得注意的是，随着年龄的增长，人们发现自己记不住名字和单词了，这时他们往往会变得越来越紧张，尤其是当他们担心自己患上了阿尔茨海默病的时候。具有讽刺意味的是，这种压力会导致大脑产生杀死神经细胞的皮质醇，而这可能会增加患阿尔茨海默病的风险。

- 学习新事物。学习新事物迫使你在大脑中建立新的突触，增强你的认知储备。年龄增长应该包括一些大的挑战，比如学习如何演奏乐器或上外语课等，但是也可以包括一些小事情，比如用另一只手刷牙、走新的通勤路线、看纪录片或听讲座等。因为所有的学习都是建立在把新的信息和你已经知道的东西联系起来的基础之上，你不仅会建立新的突触，而且还会强化你已经拥有的突触。此外，这导致了新的神经通路——获取特定突触和现有神经通路记录的信息途径。值得一提的是，填字游戏和益智游戏并不像学习新事物那样能起到同样的作用。

- 参与社交活动。孤独已经被证实是阿尔茨海默病的危险因素之一。社会交往和参与积极的、支持性的社交网络已经被证明是可以预防患阿尔茨海默病的。

— 第 19 节 —

对癌症的一些乐观看法

癌症被视为一种独特的威胁，因为它会引发恐惧。恐惧是一种强大的力量，当它包含着非理性的因素时更是如此。令大多数人吃惊的是，癌症实际上正在稳步地向希望和乐观迈进。

1971 年美国联邦政府宣布"抗癌战争"后，人们对治愈癌症的希望却逐渐消失了，公众发现自己坐上了"情绪过山车"。人们仍然普遍认为，尽管"我们离成功越来越近"的呼声不断，但我们其实并没有取得任何进展。

这是一个巨大的误解，反映了恐惧挥之不去的力量。美国癌症协会在 2017 年的癌症发病率报告中称，从 1991 年的峰值到 2014 年，癌症总死亡率下降了 25%。然而，这种下降的原因与全面治疗无关。几十年来，当人们发现癌症的表现不像一种疾病，而是像许多疾病一样时，这个目标就被放弃了。近期的下降率是非常低的。引用美国癌症协会网站上的话："在最近十年的可用数据中，男性的癌症诊断率每年下降 2% 左右，女性的癌症诊断率保持不变。男性和女性的癌症死亡率每年下降约 1.5%。"

展望未来，2017 年的最终统计数字是大约 170 万人被确诊为癌症，60 万人死于癌症。简单地说，只有三分之一的病人最终会死于诊断。这是乐观主义的好基础。

长期以来，病人对癌症治疗的恐惧不亚于对疾病本身的恐惧。在现代癌症治疗的早期，肿瘤学坚持的基本事实是癌细胞的增殖比正常细胞快得多。因此，食用有毒的药物会对癌细胞造成更大的伤害（最早的化疗形式之一是致命的芥子气，这在第一次世界大战中臭名昭著）。按照这个逻辑，如果你想杀死所有的恶性肿瘤，那么让病人经受痛苦以试图消灭癌症就是正当的——即使这意味着一定比例的病人会先于癌细胞之前被杀死。今天的治疗方法更加精确和安全。更重要的是，他们头脑中有了一种新的逻辑，瞄准了疾病的遗传基础。

然而，同样重要的是态度的戏剧性变化。想想 2015 年发表在《柳叶刀》杂志上的一篇文章吧，文章开头的一句话可能会让上一代人感到震惊和困惑：癌症控制的本质正在改变，在公众和政治需求的推动下，越来越重视对预防、早期诊断和治疗期间及之后的患者体验感。如果你把这句话拆开来看，它会告诉你几件重要的事情：

· 预防开始成为医生们在未来治疗癌症总体方法中的先头部队。
· 癌症是一种可控疾病，并不总是需要过度治疗，尤其是老年人所患有的发病缓慢的癌症，如早期前列腺癌。
· 公众对癌症的恐惧正受到关注。有希望减少治疗中患者所承受的痛苦并且已有少数案例存在。

深度观察

对待癌症的新态度是一个很好的迹象，但仍然需要谨慎。官方进展非常缓慢，一种新型癌症药物的典型试验只帮助了 3% ～ 5% 的参与者。从历史上看，降低癌症死亡率的承诺一直没有兑现。这种疾病造成的损失可以通过两个指标来衡量：第一，每年被诊断为罹患癌症的人数；第二，他们的死亡年龄。大多数人都会忽略第二个统计数字。他们认为在五年生存率方面，最常见的是缓解期的统计数据，而其有效性十分有限。

早期发现是上一代人所没有享受到的福音，但它可以人为地提高存活率。在 20 世纪 30 年代被诊断出患乳腺癌的女性，很可能比现在被诊断出患乳腺癌的女性处于更严重的阶段。假如说在 20 世纪 30 年代，一位女士在她 55 岁时发现了一个可疑的肿块，她在 57 岁时因治疗失败而死亡（当时，根治性乳房切除术是这个国家唯一可行的手术方案，因为化疗和放疗手段仍然遥不可及）。

今天，异常或恶性的乳腺细胞可以更早地被检测到，通常是在疾病的第一阶段。例如，现在比较典型的是女性在 48 岁时被诊断为乳腺癌，而不是在 55 岁时。她可以活九年，这将使她进入五年的生存类别，但仍然在 57 岁时死去——这是导致同样结果的不同途径。

这就是为什么调整后的死亡年龄（被诊断为癌症的人的平均死亡年龄）是关键数字。如果我们想要在癌症存活率方面取得真正的进展，那么这个年龄就需要提高。但是它几十年来都没有上升。如果从大的方面来看，癌症死亡人数有所下降，尽管还不够，但这是因为相互关联的因素造成的：

- 早期检测是件好事，但结果也可能会不如预期。前列腺癌的标准检测是 PSA 血液检测，这种方法导致对一种已知进展数年或数十年但不会致命的癌症进行过度治疗。最终得出的结论是，手术和辐射对患者造成伤害的风险，实际上大于通过定期 PSA 检测（以及检测的假阳性）挽救的预期寿命。
- 吸烟率的稳步下降降低了肺癌的发病率。
- 有针对性的治疗变得更加有效。
- 与过去相比，死于化疗和放疗的病人越来越少了。
- 基因扫描让专门针对癌症基因源的新药成为可能，但迄今为止，这些药物的价格非常昂贵（每次治疗要花费数万美元），而且很少有癌症与单一基因错误有关。唯一的例外是一种特殊形式的儿童白血病，曾经是致命的，但现在恢复率超过 90%（严重警告，恢复的病人在 20 多岁时会遇到严重的健康问题）。

然而，乐观的主要原因已经从治疗转向了预防。即使在十年前，这种转变也是不可预见的，当时人们把希望寄托在基础研究和新药治疗上。现在人们普遍认为，利用现有的知识，多达 50% 的癌症病例是可以预防的。日常生活方式的选择是癌症预防的主要目标，包括不吸烟；食用有机的全天然食品；避免接触食物、空气和水中的致癌物质；每天服用半片阿司匹林；涂防晒霜。

大多数人已经知道服用阿司匹林可以降低心脏病发作和脑卒中的风险，因此它对癌症的益处只是一种补充，而不是万灵药。从一项对 13 万人进行的 30 年跟踪研究的深入数据发现，那些每周定期服用至少两粒成人阿司匹林的人，胃肠道癌和结肠直肠癌的发病率分别下降了 20% 和 25%（其他研究也证实了阿司匹林作为一种癌症预防措施的有效性，同时也可以降低肿瘤出现后转移的风险）。

阿司匹林对这些癌症有效似乎是因为它所具有的抗炎作用。你想想阿司匹林的好处：它可以消除感冒症状、缓解疼痛和预防心脏病发作。这个时候一个间接的证据就摆在了我们面前，证明炎症的破坏性有多大。所有这些都与它的抗炎作用有关。

有关防晒和不吸烟的预防措施是专门针对皮肤癌和肺癌的。但最好的消息是，选择广义上的积极生活方式，如保持良好的体重，避免饮酒或仅仅保持怡情小酌，并过上积极的生活。这些都有利于癌症的预防——换句话说，疗愈的生活方式是个广泛的方法。你不用做什么来增加额外的癌症保护，因为迄今为止最新的研究表明，根本就不存在这种额外的保护。

对于那些试图通过特定的补品（这些补品是被称为抗癌症饮食和据说可以预防癌症的神奇食物）来缓解癌症焦虑的人来说，这可能会让他们感到失望。然而，有一种新的趋势是将癌症的早期形成与慢性炎症联系起来。我们在本书第二部分提供的饮食与抗癌饮食最为接近。

癌症管控前后

最后，人们乐观地认为癌症是一种可控的疾病。这是态度上的一个重大转变，正慢慢地向医学界渗透。对于肿瘤医生和病人来说，癌症从来都是一件绝望的"做点什么，随便什么都行"的事情。阴险的敌人从内部攻击身体的行为激发出迅速且激烈的反抗行为。但作为一种多面的疾病，并不是所有的癌症都是一样的。例如，有些是生长缓慢的癌症。举个例子，如果你参考七种脑肿瘤的五年生存率，它们的范围从 17% 的恶性胶质母细胞瘤（一种致命的攻击性形式）到 92% 的脑膜瘤。脑膜瘤往往是良性的，生长非常缓慢，以至于大脑能够适应它们的存在（甲状腺癌和膀胱癌也属于进展缓慢、可控制的癌症）。

如何处理癌症取决于肿瘤学家，他们在治疗手段上有很大的差异。多咨询几位医生是明智的，重要的是咨询他们对可控制性的态度。无论如何，有许多因素会影响癌症的发病率和康复。如果你是年轻人、家庭富裕并且检测得比较早，那么你患病的风险就会降低；如果你是老年人、家庭贫穷而且检测得晚，那么你将面临更大的患病风险（例如，脑肿瘤所谓存活率适用于 20 ～ 44 岁的年龄组。对于 55 ～ 64 岁的患者，发病率会增高，胶质母细胞瘤和脑膜瘤存活率分别下降到 4% 和 67%）。

这就给我们带来了一个看似自相矛盾的问题：在你被诊断出癌症之前就开始对其进行治疗。如果你服用维生素 C 或锌来预防冬季感冒，那你就是在采取预防措施；如果你根本就没有感冒，却说你是在治疗感冒，那这就显得很奇怪了。但对于癌症，现有的预防措施并不能说明全部问题。有一个未知因素需要处理，我们必须年复一年地去应付这个未知因素。

我们指的是自我引发的压力和恐惧。现代社会充斥着各种各样的医疗压力，这要归功于那些不断重复的关于风险、研究、悲剧性死亡和奇迹般康复的故事。这些都比不上与癌症有关的新闻给人的压力大。当压力如此普遍的时候，它是无法预防的，更糟糕的是，你永远不知道癌症何时会在朋友和家人身上发生。最简单的建议是：压力管理就是癌症管理。这对健康人、刚确诊的病人和癌症幸存者来说都是正确的。

它已经成为一个标准的治疗建议，告诉癌症康复者从家人和朋友那里寻求爱心支持，并且外部支持也不可或缺。癌症是一种孤独的疾病。化疗和放疗的副作用，特别是脱发和肌肉组织萎缩，往往会让人更想独处（现在这一代癌症患者很幸运，他们对这种疾病的恐惧程度与过去有所不同）。

情绪压力是如何控制癌症的？答案仍然很模糊——这就是为什么我们把它称为未知因素。但我们强烈怀疑答案是后天形成的。正如前文所解释的，表观遗传学研究的是日常经历对 DNA 所做的改变。这种体验越强烈，就越有可能在人的表观基因组上留下更多的标记，从而导致基因活性的变化，因为表观基因组像保护鞘一样包裹着 DNA，被认为是基因活性的主要开关。

证明不好的经历可能影响癌症的早期发展，并且可能会增加压力而不是减轻压力，但是把积极的经历和减轻压力联系起来是没有危险的。除了提高存活率，在任何疾病迹象出现之前，寻求压力管控（特别是致力于你对癌症的潜在恐惧）是很重要的。通过了解有关癌症的乐观消息，你可以在降低你的焦虑水平上迈出一大步。消除我们对这种疾病不理性的态度可能会出现每个人都渴望已久的转折点。